子どものむし歯予防は食生活がすべて

4人の子どもに歯を磨かせなかった歯科医の話

◎歯科医師 黒沢誠人
◎管理栄養士 幕内秀夫

風濤社

目次

第3章　実践に役立つQ&A　

あとがき　

第1章

4人の子どもに歯を磨かせなかった歯科医の話

子どもたちに歯磨きをやめさせてみた

私には、4人の子どもがいます。現在は、長女が私の後を継ぐということで歯科医に、長男は消化器内科医に、次男と次女もすでに成人しています。

この4人の子どもたちは、少なくとも中学校を卒業するまで、むし歯が一本もできませんでした。こう言うと、たいていは「歯科医の子どもだから歯磨きを一生懸命させたんでしょ?」「フッ素をいっぱい使ったんでしょ?」という反応があります。一般的に、フッ素はむし歯菌の活動を抑制し、歯の表面のエナメル質の成分と結びついて歯を強化し、むし歯の予防につながると考えられています。だから「フッ素をいっぱい使ったんでしょ?」と言われるわけです。でも実は私、子どもたちには、歯磨きをさせませんでした。フッ素も一切塗っていません。

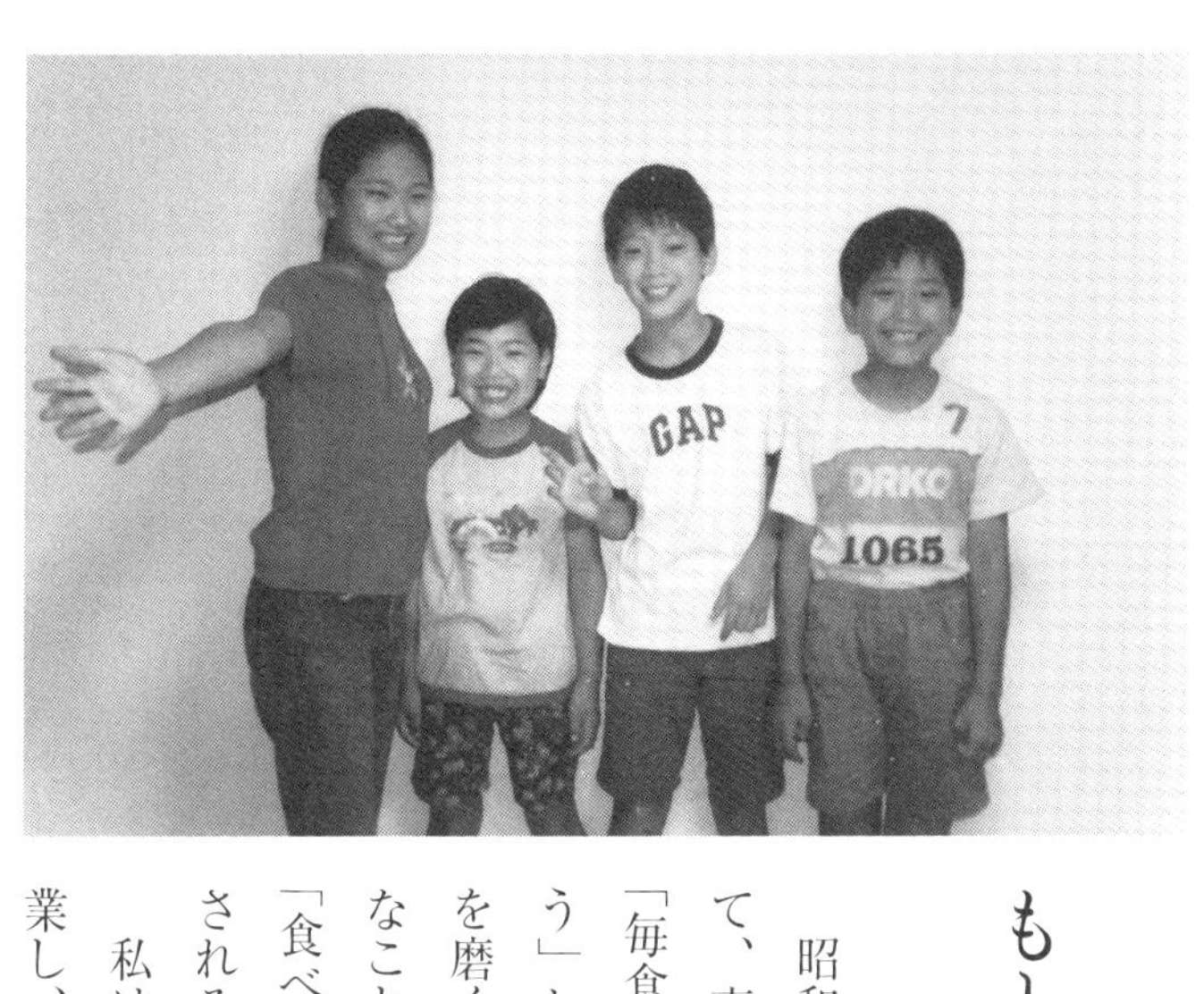

もとは「歯磨き至上主義」

昭和38年、６月の「歯の衛生週間」に合わせて、東・西歯磨工業会（現・日本歯磨工業会）が「毎食後３分以内に３分間、１日３回歯を磨こう」というスローガンを打ち出しました。「歯を磨くことは、歯の健康を守る上で非常に重要なことだ」という考えから、さらに一歩進んで「食べたらすぐに歯磨きを」という考えが周知されるようになったのです。

私は昭和62年に東京医科歯科大学歯学部を卒業し、平成２年に埼玉県熊谷市で「くろさわ歯科医院」を開院しました。その頃は、「むし歯予防といえばまず歯磨き」と固く信じ込んでいました。開院当初は、歯磨きがきちんとできていない患者さんには、むし歯の治療を始めないことにしていたほどです。それが原因で患者さんと押し問答になったことも、一度や二度ではありません。

「一生懸命に歯を磨いているのですが、次々とむし歯ができてしまうんです」と訴える患者さんもいましたが、そういう場合でも「あなたの磨き方がまだまだ足りないんです。磨き方が悪いんです。だからもっと念入りに磨いてください」と返していました。

ところがあるとき、患者さんに質問されました。

「先生、これ以上、どうやって磨けばいいのですか？　どういう磨き方をすれば、むし歯ができないんですか？」

確かに、本人は一生懸命磨いているのにむし歯ができてしまう患者さんは、どの部分が磨き足りないのだろう？　磨き方をどう変えれば、むし歯ができなくなるのだろう？

患者さんの問いにきちんと答えられなかった私は、日本におけるむし歯予防と歯周病治療のパイオニア的存在といわれる故・丸森賢二先生のもとを訪れました。平成４年、開業から2年が経った頃です。

「１００％歯磨き道場」で必死のトレーニング

当時、丸森先生は、昭和14年に発足した「横浜歯科臨床座談会」の三代目代表を務められており、この会は、歯科医師、歯科衛生士、歯科技工士らが歯科の最先端の技術や知識を学ぶ場でした。歯科医師のみならず、歯科衛生士が主体のたくさんの勉強会が開かれていて、その一つに「１００％歯磨き道場」がありました。私も早速、入門しました。

月に一度、歯科医院を半日で閉めて埼玉県の熊谷から横浜の桜木町まで出向きました。そこで歯ブラシ1本で口の中のプラーク（歯垢）を全部落とすトレーニングを受けたのです。歯科衛生士さんのチェックを受けながら、なんどもやり直します。しかし意外と難しく、プロとして恥ずかしい思いをたくさんしました。道場主の歯科衛生士さんに、どうせ途中で来なくなるだろうと思われているのがくやしくて、それはもう必死にがんばりました。なんとか7カ月で修了し、「100%磨き達成認定証」をもらいました。

私の認定証の番号はナンバー7で、ナンバー6まではすべて歯科衛生士さん。つまり、私が日本で初めて「歯ブラシ1本で口の中のプラークをすべて落とす」認定証をもらった歯科医、ということで、それはちょっとした自慢です。

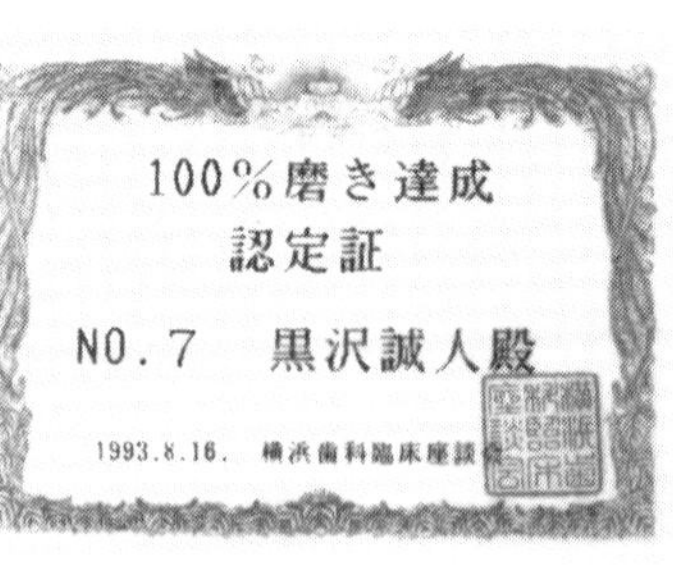
100%磨き達成
認定証
NO.7　黒沢誠人殿
1993.8.16.　横浜歯科臨床座談会

このときは、「『100%磨き』を会得した！　よかった、これで大丈夫だ！」と、達成感を覚えました。歯科関係の雑誌に「100%磨き」に関する体験談を寄稿したりして、以前に増して、患者さんに歯磨きの必要性・重要性を説くようにもなりました。

もちろん、子どものむし歯予防も、歯磨きの徹底が第一と考え、親御さんには、「必ず歯磨きをさせてから寝かせてください。そして親が仕上げをしてあげてください。そうしないとむし歯になりますよ」となんども念押ししていました。歯を磨こうとすると泣いていやがる子どもの場合は、「子どもの肩の上に親の足を乗せれば子どもは手を動かせなくなりますから、仕上げ磨きをするのに都合がいいですよ」「もし子どもが口を開かなかったら、鼻をつまんでくださいね。自然に口を開きます」などと、今思えば、虐待ととられかねないような指導もしていました。

ただ、先の「１００％歯磨き」の体験から、幼児がしている「見よう見まねの歯磨き」では、プラークはほとんど落ちないだろう、親がしている「仕上げ磨き」だって、五十歩百歩だろうと想像がつきました。「歯磨きがむし歯予防の決め手」であれば、実際には子どもたちのプラークは、ほとんど落ちていないのですから、子どもたちは皆、むし歯で苦しんでいるはずです。しかし、ある子どもにはむし歯ができ、ある子どもにはむし歯ができないというのが現実です。「歯磨きがむし歯予防の決め手」というのはちょっと違うのではないか、などと思いを巡らせているうちに、私の中に

「歯を磨くことで、本当にむし歯を予防できるのだろうか？」「歯を磨かないと、本当にむし歯ができるのだろうか？」という疑問が湧いてきたのです。

ちょうどその頃、偶然にも今回の本の共著者、幕内秀夫先生の主催する食生活の講習会に参加する機会がありました。きっかけは、長男のアトピーでした。恥ずかしながら、家庭での子育ての主役は妻でしたので、最初に幕内先生の講演を聴いてきたのは、実は私ではなく妻だったのです。

幕内先生との出会い

私の4人の子どもは皆、アトピー体質で、なかでも長男のアトピーは深刻でした。ちょうど歯科医院を開院する忙しさにかまけて、夫婦共々ひどい食生活をしていました。おそらく、それが原因なのだろうと思います。そういう時期に妊娠し出産に至った長男には、ほんとうに申し訳なく思っています。医者からも見放され、どうにもこうにもならなくなった私たち夫婦が、結論として行き着いたのが、食生活の見直しでした。

当時、農薬や食品添加物など食品の安全性の大切さを提唱する、いわゆる自然食を実践している人たちの話も参考になりましたが、「絵に描いた餅」のような理想が掲げられていることも多く、敷居が高いのが難点でした。しかし、幕内先生が提唱していた「食生活改善の10ヶ条」は、すぐにでも実行できる点で画期的でした。

1. ご飯をきちんと食べる
2. 発酵食品を食べる
3. パンの常食はやめる
4. 液体でカロリーを摂らない
5. 未精製のご飯を食べる
6. 副食は季節の野菜を中心に
7. 動物性食品は魚介類を中心に

8．砂糖、油脂の摂り過ぎに注意

9．できる限り、安全な食品を選ぶ

10．食事はゆっくりと、よく噛んで

この10ヶ条は数字の上位ほど優先順位が高く、なるべく若い番号の方から実行してください、というものです。

幕内先生の話を聴いてきた妻は、この10ヶ条をすぐに実行しました。そして、いまひとつ飲み込みが悪かった私にちょっと苛立ったのか、私にも受講を強く勧めました。1年ほど経ってようやく受講する機会を得た私は、強い衝撃を受けたのです。

10ヶ条のインパクトも強かったのですが、もう一つ強い衝撃を受けました。それはウェストン・A・プライスというアメリカの歯科医の仕事です。1930年代、世界各地で10数年にわたりフィールドワークを積み重ねた『食生活と身体の退化――先住民の伝統食と近代食その身体への驚くべき影響』（NPO恒志会）という彼の名著が紹介されました。

プライスが着目したのは、先住民族が現代文明に触れ食生活が近代化すると、彼らの口腔やあごの構造がどう影響を受け、劣化するか、ということでした。山間深い地などで長く伝統的な食事を守っている人たちと、文明の発展で近代的な食事を取るようになった人たちを比べると、伝統食と近代食とではむし歯の発生率が違っていたというのです。

それは、「歯を磨くことで、本当にむし歯を予防できるのか?」「歯を磨かないと、本当にむし歯ができるのか?」という私の疑問に、はっきりと答えてくれているように感じました。

『食生活と身体の退化』の内容にもう少し触れますと、たとえば、ツンドラ地帯に住む先住民族グループ、イヌイットの伝統食はアザラシの生肉。これを食べている人たちのむし歯の保有率は０・09%とごくわずかなのに対し、白人の貨幣経済の影響を受けて近代食になった人たちは同じＤＮＡを持っているにかかわらず、むし歯の保有率は13%というものです。

加えてスイスでは、伝統食を守る先住民のむし歯の保有率は３・４%。ところが、

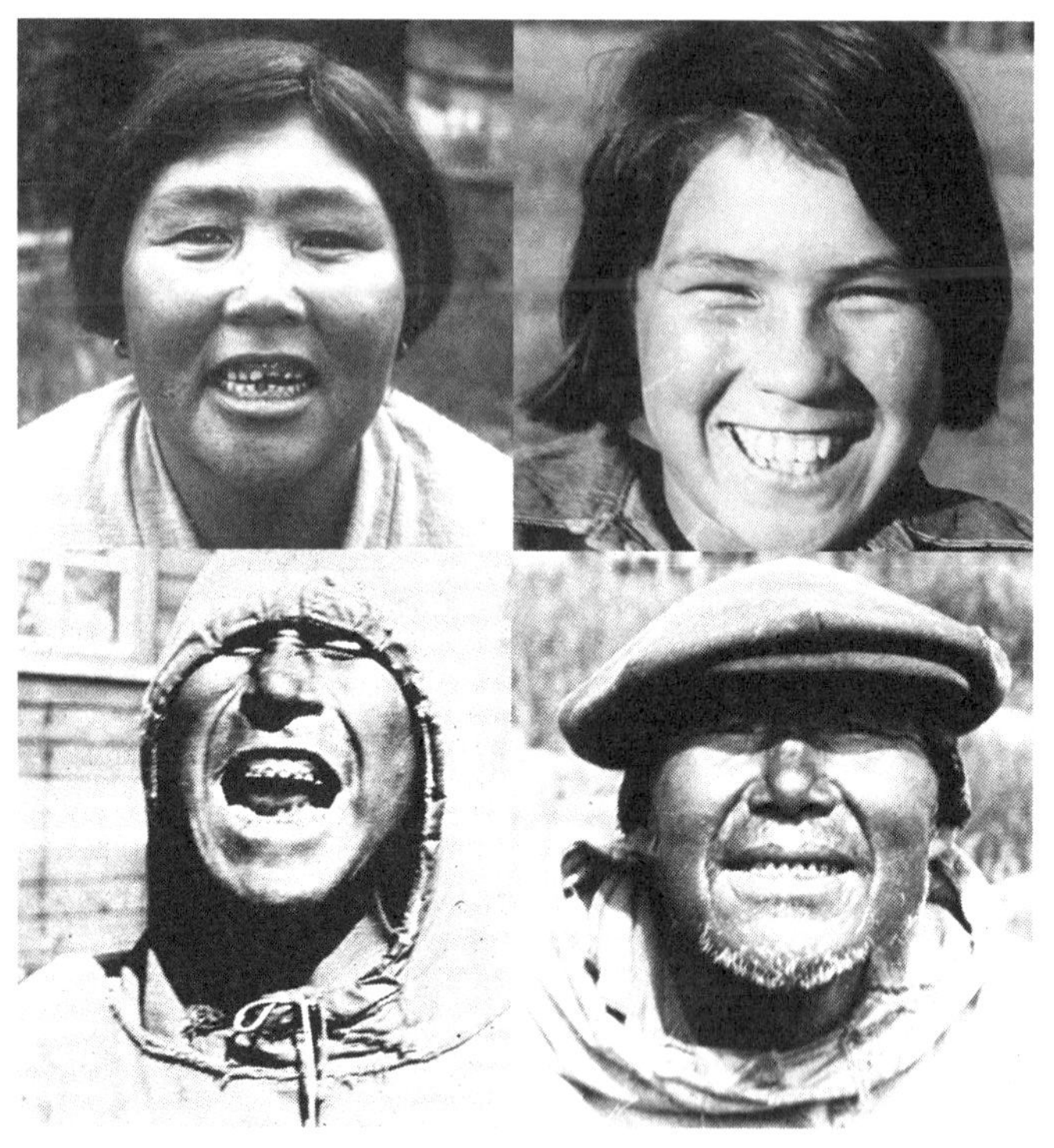

典型的なアラスカ・イヌイット先住民。顔と歯列弓の幅が広いこと、むし歯のないことに注目してほしい。左上の婦人は下の歯が１本折れている。彼女には 26 人の子供がいるが、子供たちにはむし歯が１本もなかった。
〈伝統食を守るアラスカ・イヌイットの事例〉（NPO 恒志会）

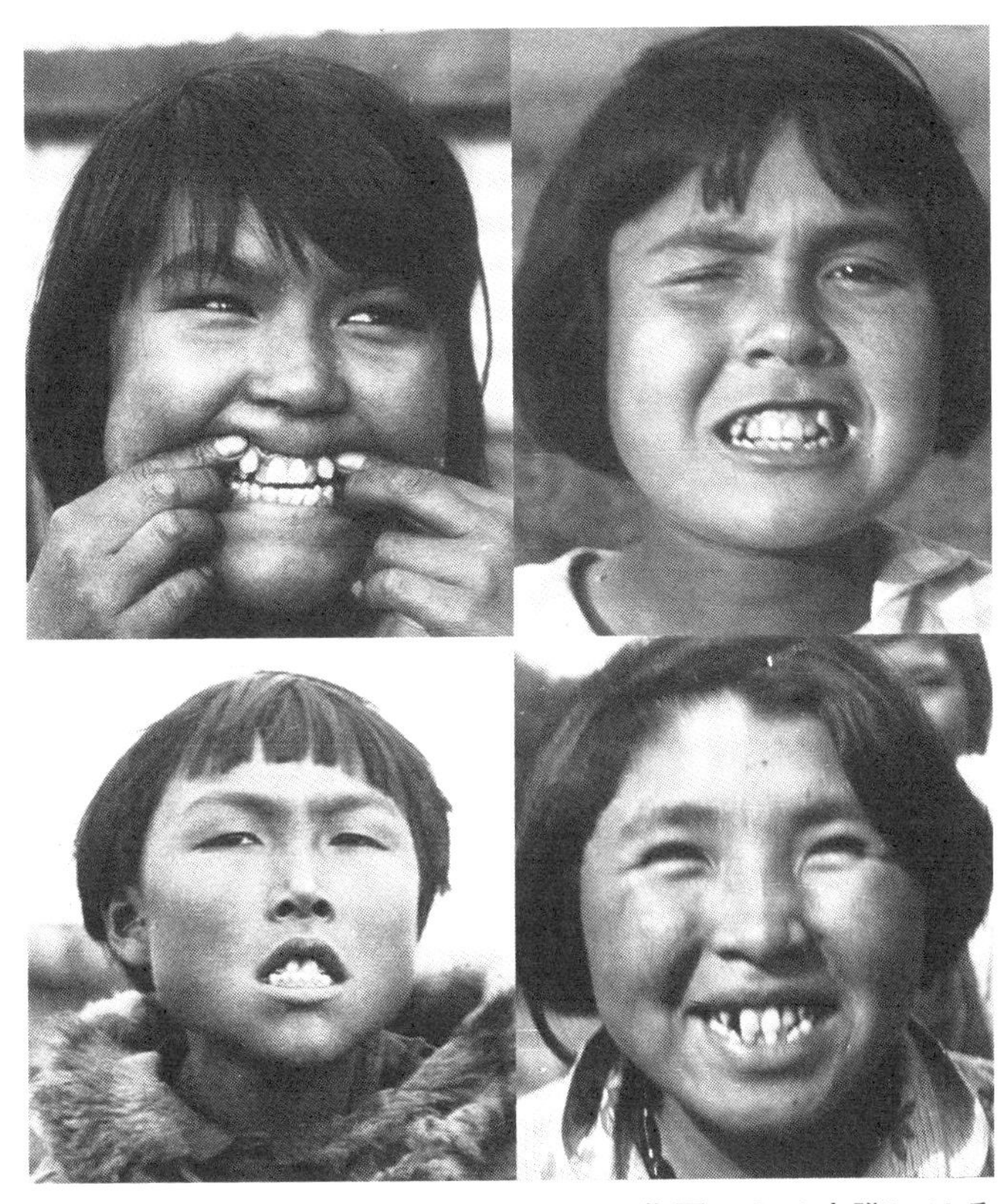

歯列弓の異常や叢生は未開イヌイット集団からは実際にはそれ程多く発見されていないが、両親が白人の口にする食物を食べ出した後で生まれた子供の代になると、こうした症状が頻繁に見られる。
子供たちの狭くなった鼻孔や変形した顔に注目してほしい。
これは親指をしゃぶったせいではない。
〈近代化した地域で育ったアラスカ・イヌイットの子どもたちの事例〉（NPO 恒志会）

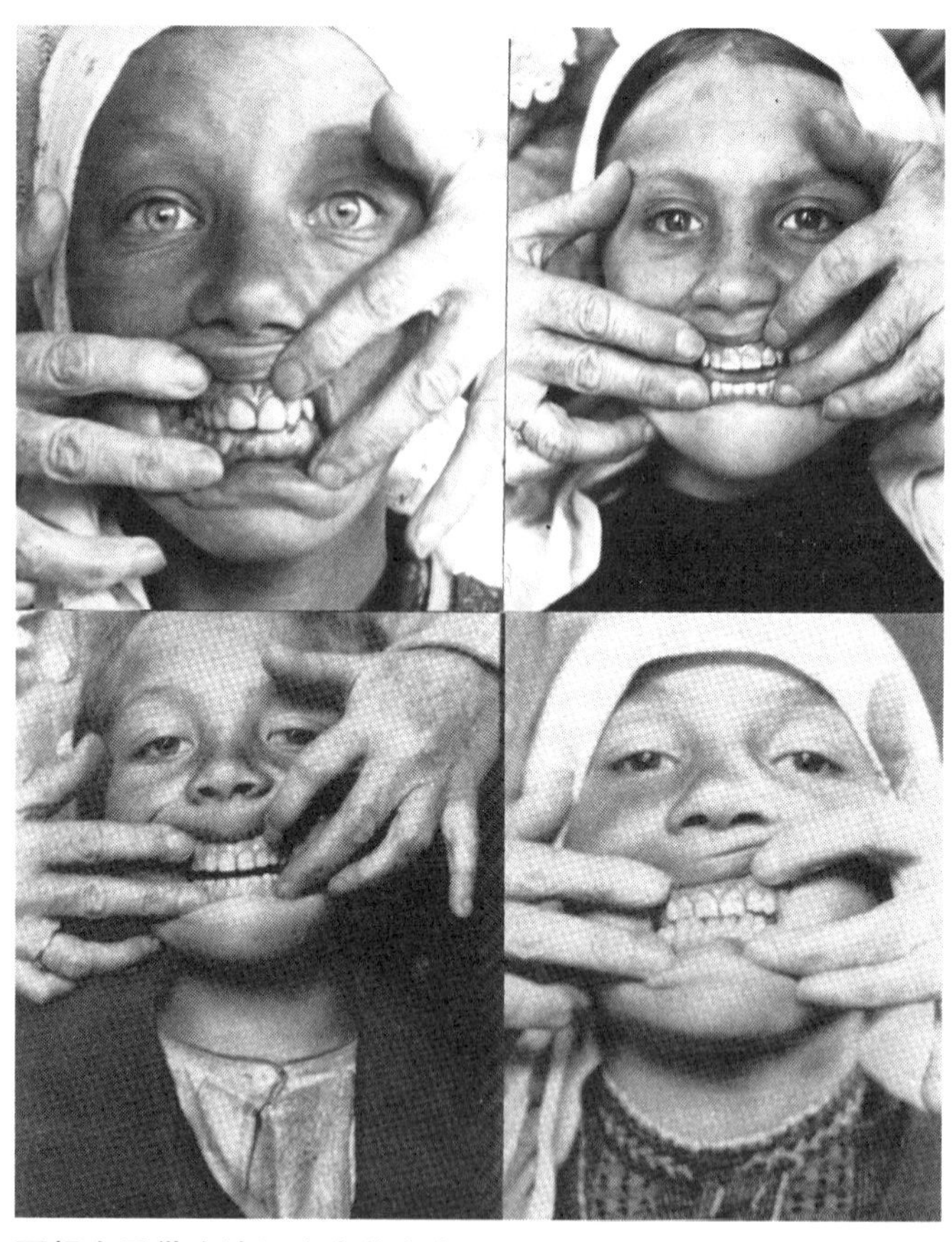

両親も子供も適切な食物をとっている場合、顔や歯列弓の形状はこのように正常である。よく発達した鼻孔にも注目してほしい。
〈孤立した峡谷地方で育ったスイスの子どもたちの事例〉
(NPO 恒志会)

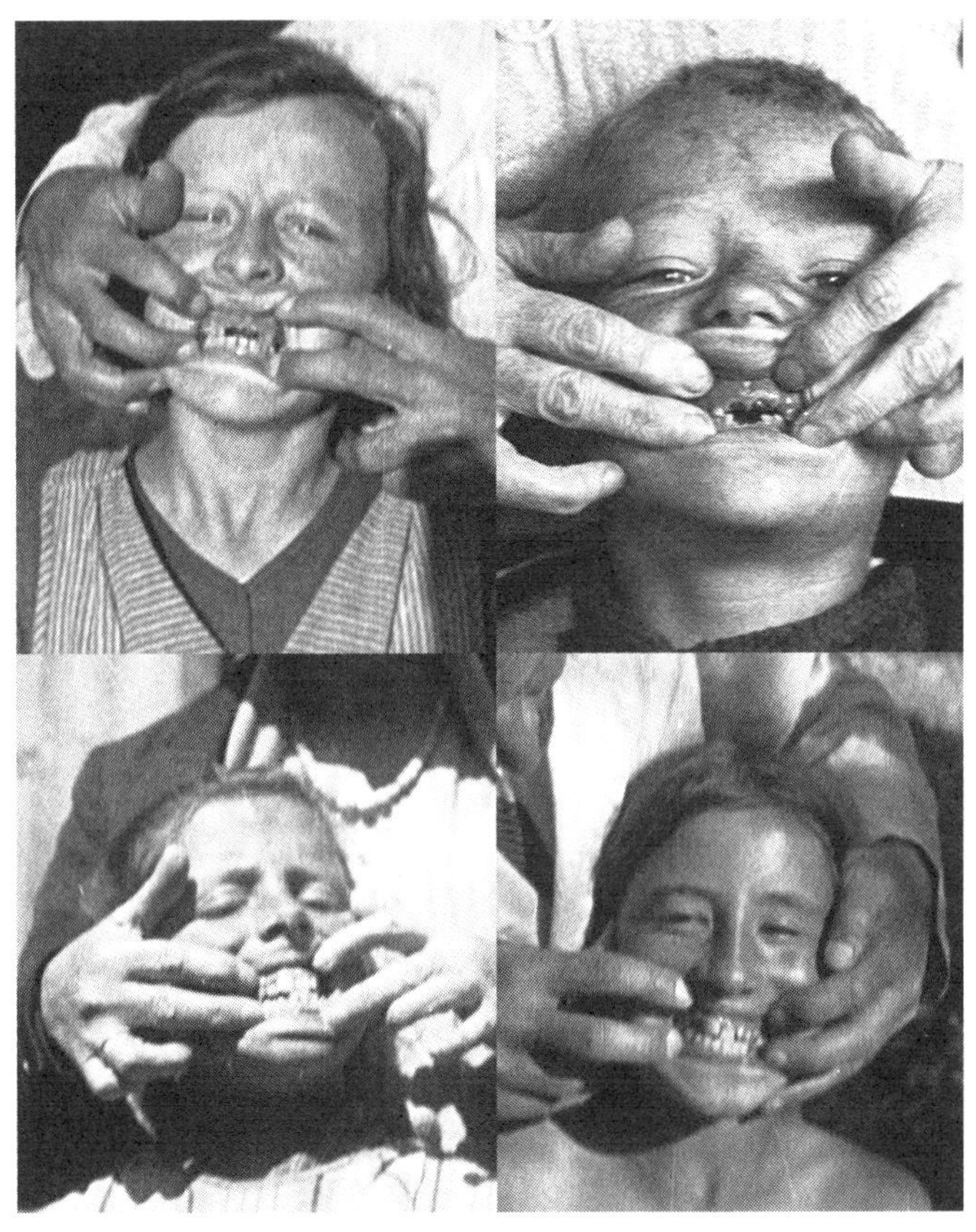

スイスの中で近代化の進んだ地域ではむし歯は驚くほど進む。左上の少女は 16 歳で、右の子はそれより年下である。２人は精白パンと甘い物をたっぷり食べている。下の２人は歯がぎゅう詰めではみ出した（叢生）状態にあって歯列弓の形がひどく悪い。この歯列不正は遺伝によるものはない。
〈近代化した地域で育ったスイスの子どもたちの事例〉
（NPO 恒志会）

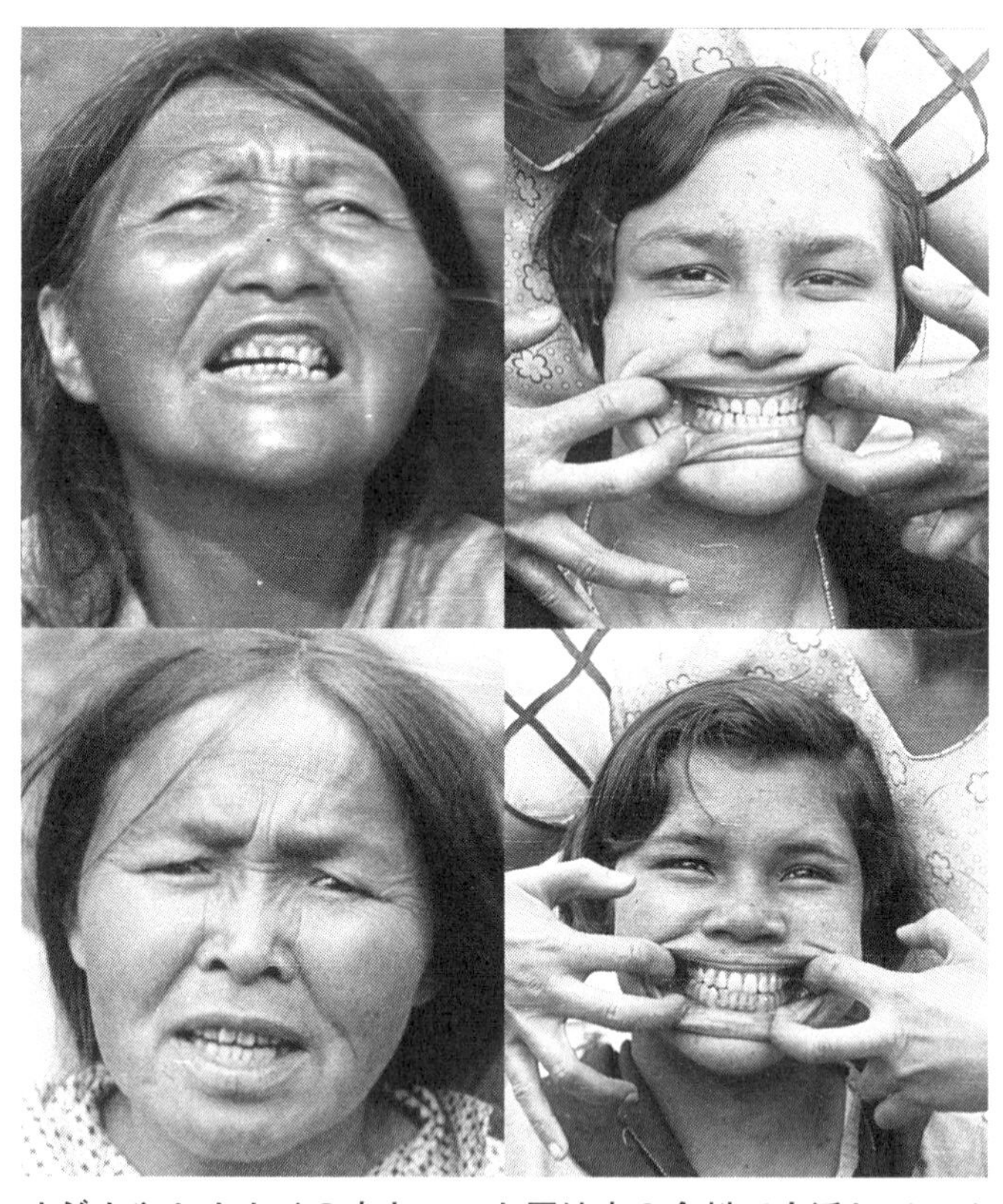

オジカやトナカイの肉といった原地産の食料で生活している地域ではどこでも、顔や歯列弓の形状など身体の発達ぶりは見事なもので、むし歯に対してもほぼ完全な免疫をもっていた。
これら２人の婦人と２人の少女がその典型である。
〈伝統食を守るアメリカ先住民の事例〉（NPO 恒志会）

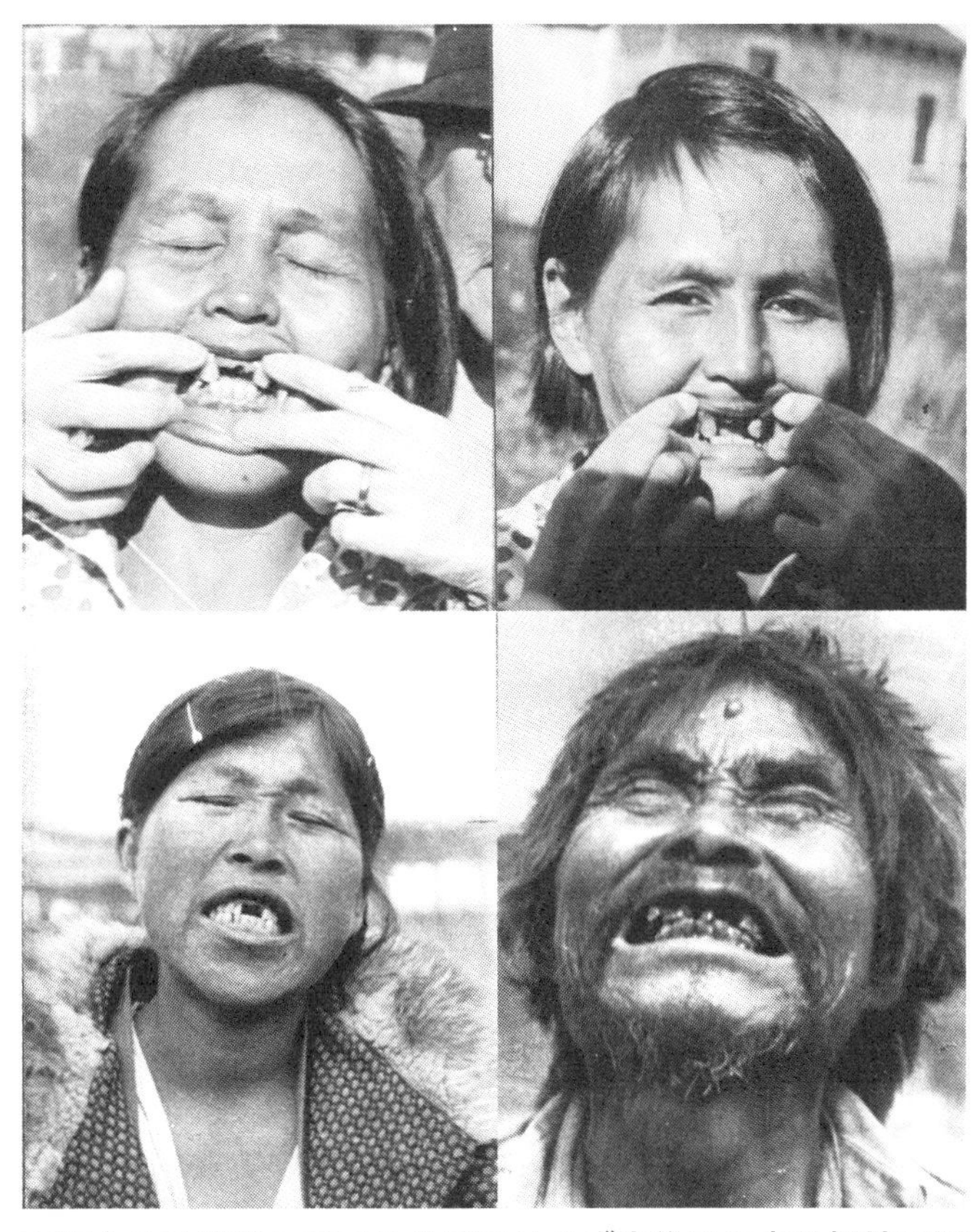

市販食品に接触している地域では必ず先住民の歯は極端に悪い状態にあった。その典型例である。
〈近代化した地域に住むアメリカ先住民の事例〉（NPO 恒志会）

近代食は29・8％まで上昇します。アメリカ先住民はどうかというと、やはり伝統食と近代食で差があり、伝統食0・16％に対し、近代食は25・5％。西南太平洋のメラネシアでは、伝統食を守っている人の間では0・14％しかむし歯がある人はいず、一方、同じ地域の近代化の進むフィジー島の人々では、むし歯の保有率は30・1％にのぼったといいます。

アフリカで近代食の生活を送っている子どもたちの写真も印象的でした。近代食を食べている子どもたちはあごの発達が悪く、歯並びが明らかに悪いのです。

つまり、伝統食を守っている民族は「健康な歯」と「大きなあご」があり、近代食を食べ始めるとむし歯が増え、歯並びが悪くなる。それがプライスの著書からはっきりと見て取れるのです。

伝統食はそれぞれの民族で異なりますが、共通するのはその地域で長い間、継続されてきた食生活。どちらかと言えば、自給自足に近いものです。一方、プライスが近代食と呼んでいるのは、地元で生産された食品ではなく、欧米から輸入された小麦粉や砂糖、油脂類、加工食品などを指しています。二章で幕内先生が指摘する、現在の

「工業化」された食生活の始まりということができるでしょう。

ここまで知ってしまうと、歯科医としての好奇心を抑えられません。自分の4人の子どもたちで試してみるしかない。そこで私は、子どもたちに言いました。

「歯磨きは今日からしなくていい。その代わりに、伝統食を食べるようにする」

伝統食ではわかりにくいかもしれません。ご飯、みそ汁を中心として季節の野菜や魚介類を中心にして食べる。これまで日本人が長い間、食べてきた「和食」にするという宣言でした。

そのとき、長女6歳、長男5歳、次男2歳、次女に至ってはまだ妻のお腹の中にいました。歯科医の〝常識〟からすれば、とんでもない試みでしょう。しかし、私は歯科医だからこそ、この「実験」を行うことができると考えました。歯科医だからこそ、定期的に口腔内のチェックをできる。歯科医だからこそ、むし歯の〝芽〟をいち早く確認できる。もし、この「実験」を行う中で、ひとりでも、1本でもむし歯ができたら、すぐに中止しよう。そう決意していました。

私としては、「歯を磨くことで、本当にむし歯を予防できるのか？」「歯を磨かない

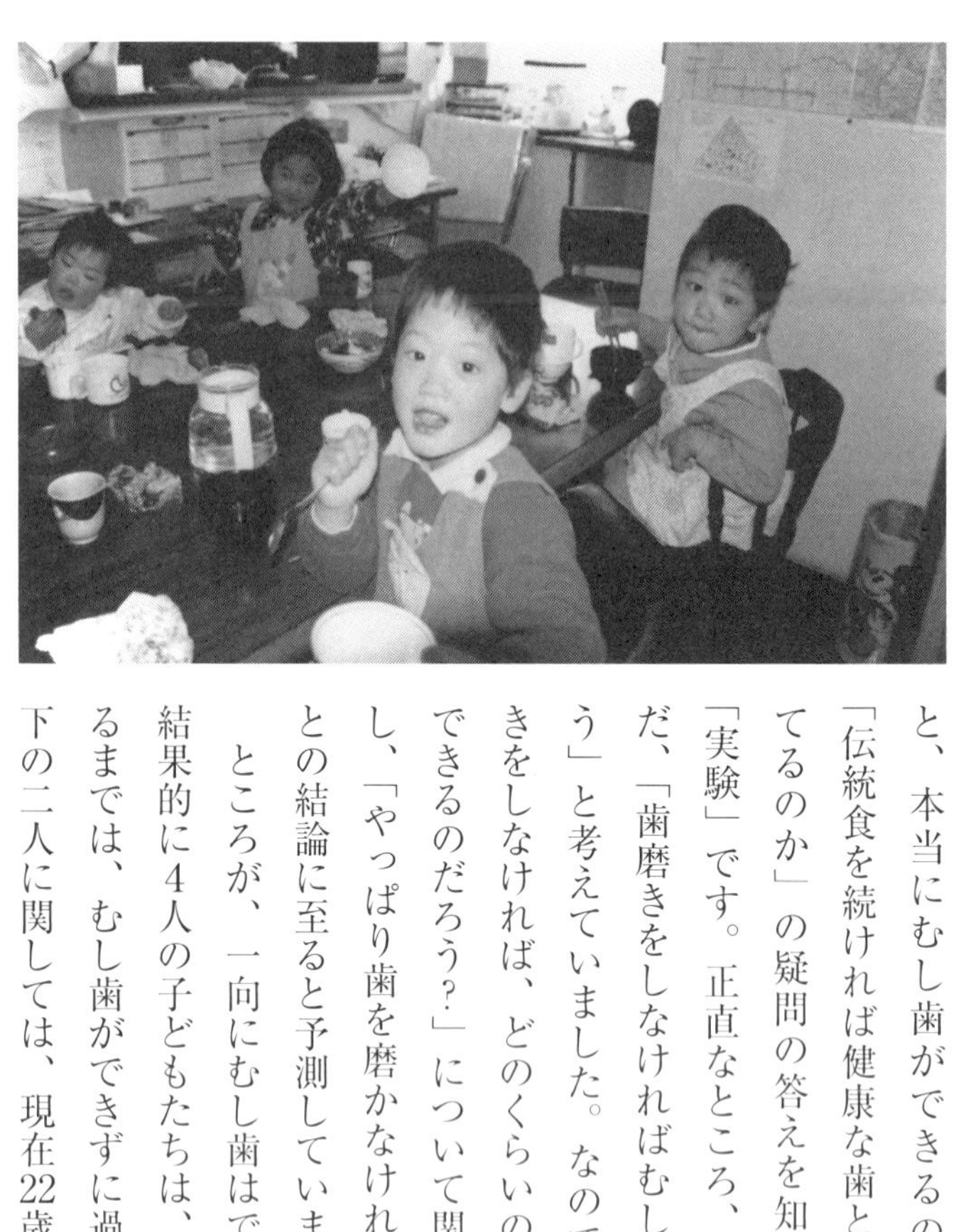

と、本当にむし歯ができるのか?」、さらに「伝統食を続ければ健康な歯と大きなあごを保てるのか」の疑問の答えを知りたくて始めた「実験」です。正直なところ、この段階ではまだ、「歯磨きをしなければむし歯はできるだろう」と考えていました。なのでむしろ、「歯磨きをしなければ、どのくらいの期間でむし歯ができるのだろう?」について関心がありましたし、「やっぱり歯を磨かなければダメなんだ」との結論に至ると予測していました。

ところが、一向にむし歯はできませんでした。結果的に4人の子どもたちは、中学校を卒業するまでは、むし歯ができずに過ごしたのです。下の二人に関しては、現在22歳と25歳ですが、未だに、むし歯ができたことはありません。

もちろん、子育てに関することは私の独断では決められませんから、妻と相談した上での「実験」です。「実験」の意図を理解してくれた妻はとても協力的で、一家6人、1日3食の和食作りを精力的にサポートしてくれました。

1人あたり年間100キロの米を食べる

歯磨きをせず、伝統食を食べさせたら、子どもたちの歯はどうなるのか?

前例がないので、一つ一つ自分たちで考えていくしかありません。そこで私は、幕内先生の「食生活改善の10ヶ条」と「戦前の食事」を参考にしました。基本は、ご飯、みそ汁、漬け物です。ご飯をたくさん食べておかずは少なめにする。幕内先生は「食生活改善の10ヶ条」に「パンを常食しない」を掲げていますが、黒沢家では日曜日のお昼だけはパン食にして、家族みんなで庭で食べたりしました。子どもたちは嬉しそうにパンを食べていましたね。

また、動物性食品は魚介類を中心にして取るようにし、飲み物は水かお茶に。それまでは牛乳を子どもたちに日常的に飲ませていたものの、戦前ではそういう習慣はないだろうと考え、牛乳摂取をやめさせました。砂糖や油脂は調理の過程でも、食事の際のいずれでも控えめにし、おやつはメリハリをつけて与えるようにしました。

当時のある日の夕食を紹介しましょう。五分つき米のご飯、カブの漬け物、大根の漬け物、キュウリの漬け物、ジ

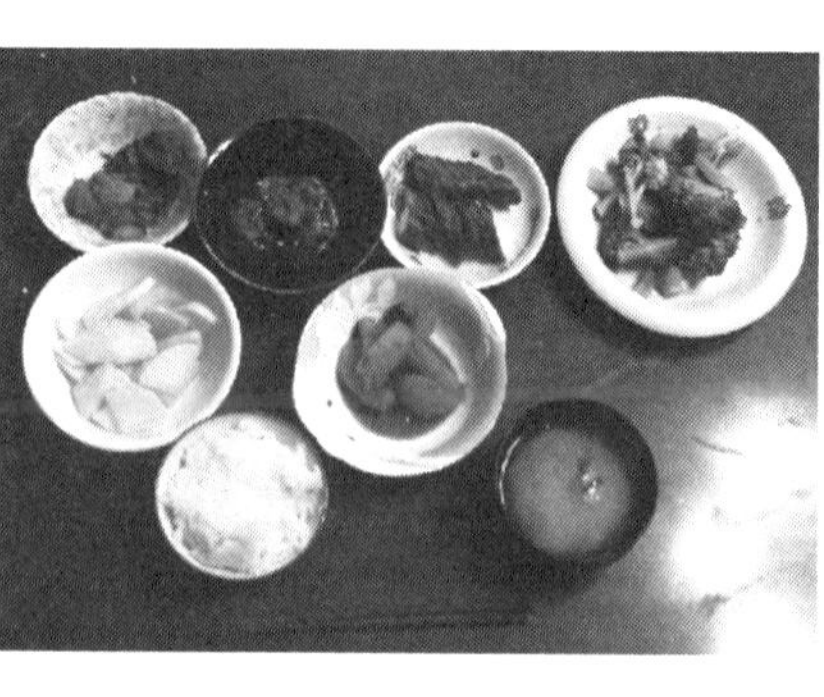

ャガイモの煮物、ゆでたブロッコリー、エビチリ、みそ汁。伝統食にエビチリなんかあるのかと疑問に感じる方もいるかもしれませんね。疑問は当然だと思います。伝統食と言っても、ご飯とみそ汁をきちんと食べることを大切にして、副食はお楽しみも取り入れる、ゆるやかな和食と言うことができると思います。

また、おかずが複数あって豪勢な夕食のように思われるかもしれませんが、漬け物

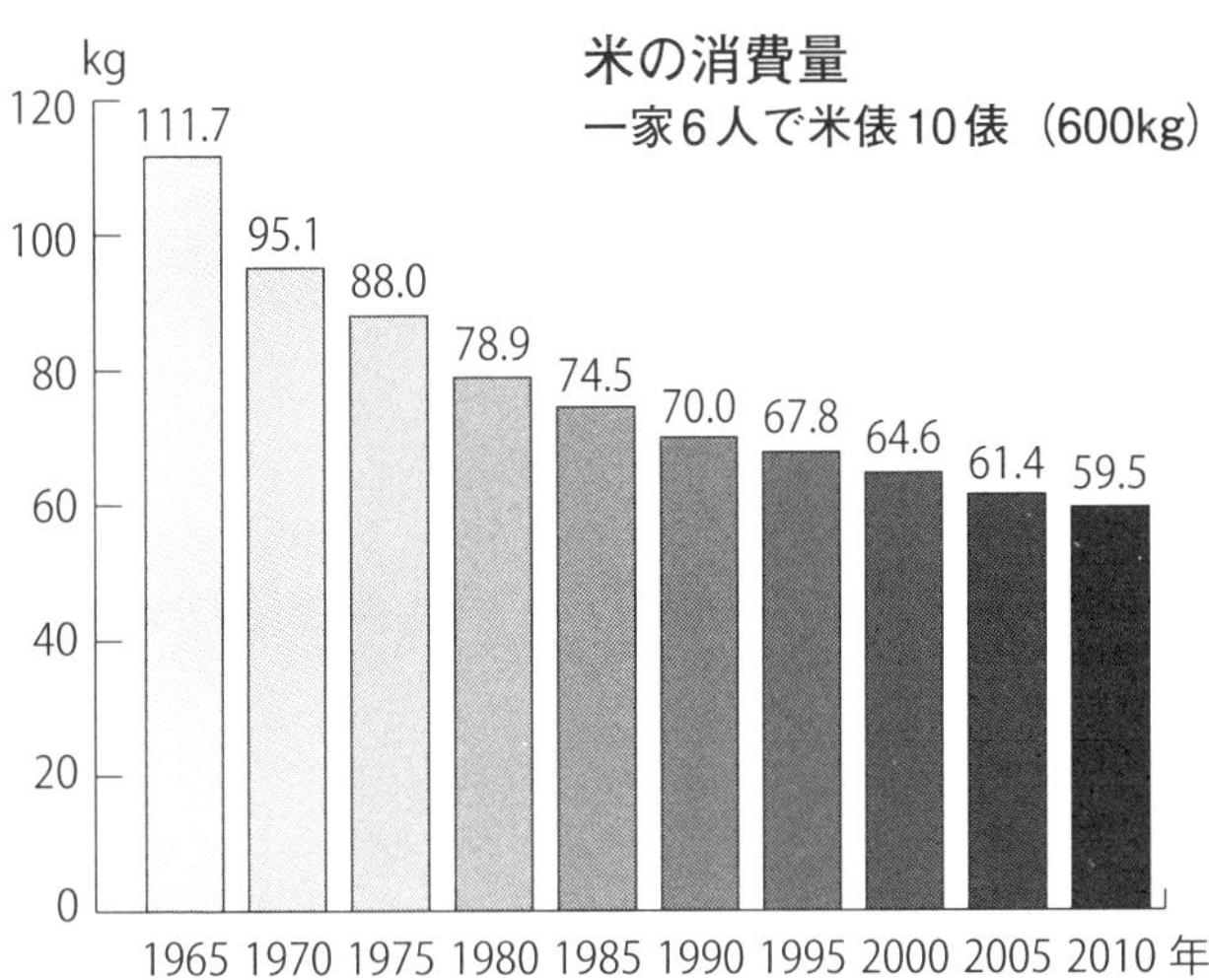

類とブロッコリーは家族６人で分けて食べるので、それぞれの取り分は少量。個人個人のおかずは、ジャガイモの煮物とエビチリだけです。こうなるとお腹を満たすにはご飯をたくさん食べるしかありません。「おかずはこれしかないからね！　ご飯をいっぱい食べてね！」と子どもたちには言い聞かせていました。

こういう生活ですと、とにかく、米の消費量は多くなります。我が家の米の消費量を調べたことがありますが、１年間で６００キロ、米俵で換算すると10俵。６人家族ですから、一人当たり１００キロの米を食べていたことになります。

日本人一人当たりの米の年間消費量を調べたデータを見ると、日本人の米の消費量は年々減少しています。今から60年近く前の1960年が114・9キロ、1965年が111・7キロ、1970年が95・1キロ。ところが、ぐっと現在に近づいた1995年には67・8キロ、そして、2010年には59・5キロ。糖質制限、糖質ダイエットなどが盛んに言われるようになった昨今では、米の消費量はもっと減っているようです。

歯を磨かず伝統食を食べる「実験」をスタートしたのは1994年ですので、黒沢家の一人当たり100キロというのは、1995年の年間消費量が68キロとすると、平均量の1・5倍に相当する量になります。これは時代でいうと、1960年代から70年代初頭の食事です。日米新安保条約が結ばれたのが1960年、よど号ハイジャック事件が起きたのが1970年ですので、時代の差を感じます。

我が家では大人2人がたくさん食べていたのではなく、小さい子どもたちも含めて、毎食ご飯を大盛りにして食べていました。生まれてすぐにこの「実験」に参加した次女が最初にご飯を食べた記念として撮ったのが上の写真です。おにぎりの飯粒を周りじゅうにまき散らしつつも、一生懸命にむしゃぶりついている姿が印象的でした。

子どもたちにとって、おやつの存在価値はとても高いですよね。黒沢家の子どもたちも、おやつをとても楽しみにしていましたが、おやつを与えるにあたっては、日本の伝統的な考え方である「ハレの日・ケの日」を意識してメリハリをつけることにしました。ハレの日、つまり晴れ晴れしい特別な日は何を食べてもよし。それはたとえば、遠足、運動会、クリスマス、お正月、旅行などです。「今日のおやつはスペシャルだ！」と子どもたちの喜びようはとても大きいものでした。

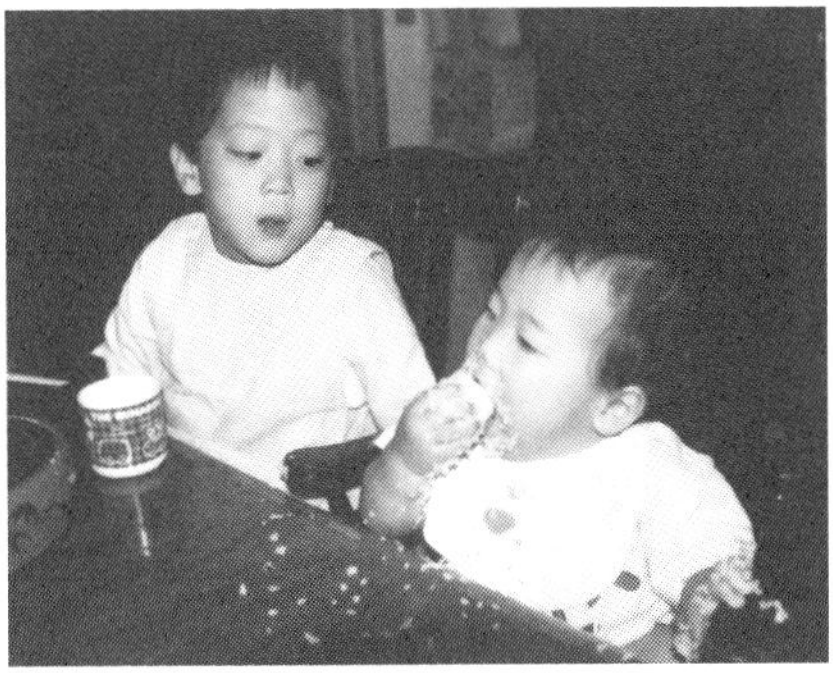

一方、ケの日である普段の日は「ハレの日とは違うからね」と子どもたちに説明して納得させました。子どものおやつは「むくだけ焼くだけ蒸かすだけ」という幕内先生の教えを実践し、サツマイモやジャガイモ、とうもろこし、それに季節の果物などを、そういったものがない場合には、干芋やせんべいが主なおやつでした。たま

には凝ったものを作ってあげようと、寒天に季節のフルーツを入れて固めたものなどを出してはみましたが、砂糖もシロップもかけないので、子どもたちの評判はあまりよろしくなかったようです。

しかし、成長とともに友達ができるようになると、子どもたちにも「外での世界」ができます。

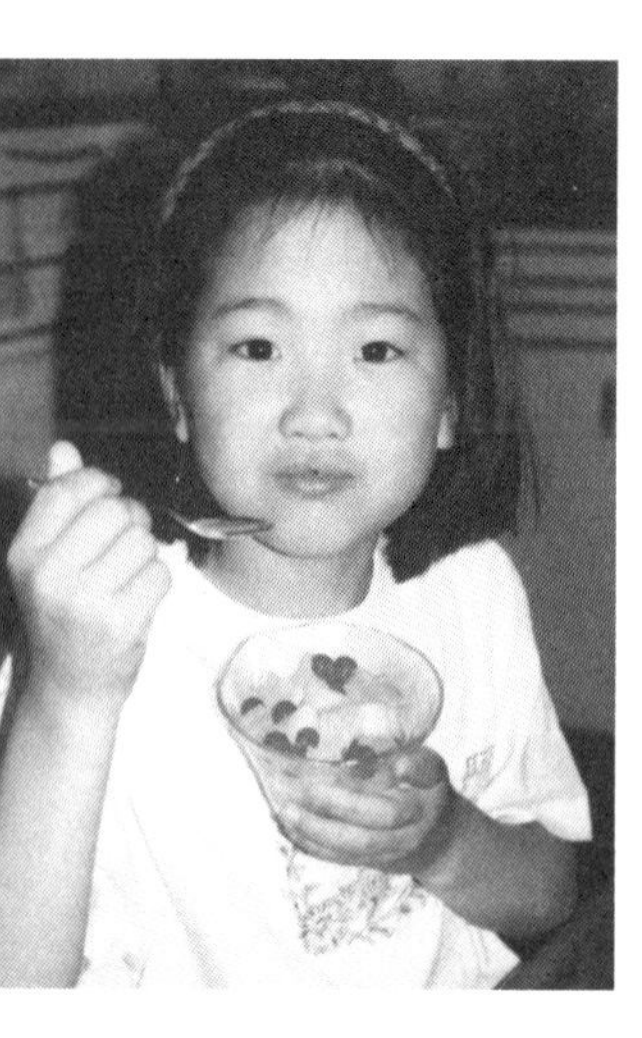

親はずっと子どもたちの食事をチェックできるわけではありません。ご飯を中心にした和食にして、歯磨きをさせなかった期間でも、親の目の届かない所で子どもたちが甘いものを食べていたこともあったでしょう。ただ、おそらく友達の家に行ってお菓子を食べていたのは月2~3回。ですので、せいぜい10日に1回くらいだと思います。

また、子どもたちは、学童保育に入っていましたので、そこで出される「ふつうのおやつ」も食べていましたが、学童保育ではおやつの時間は決まっていましたし、また量も限られたものでした。

結果として、子どもたちにむし歯はできませんでした。実験中は、先ほども述べたように、定期的にチェックをして、むし歯が本当にできていないかどうか、調べていました。具体的には年2回、私の歯科医院の歯科衛生士が歯垢を取り除いて歯面を観察するようにしていました。むし歯の徴候が見られたら、すぐに私を呼んでくれと歯科衛生士に頼んでおきましたが、毎回、「大丈夫ですよ」という返事でした。

困ったことといえば、公的な健診を受けた時のこと。健診を担当するのは地元の熊谷市歯科医師会の顔見知りの先生たちです。子どもたちは歯を磨いていないので、いわば「磨き残し」だらけなわけですから、私の子どもとばれやしないかと、ひやひやしました。次男の3歳児健診では「こんなに汚れているのにむし歯が一本もないのは不思議だ」と言われ、念入りにむし歯の検査が行われたものの、結局、むし歯は1本も見つかりませんでした。健診票には「歯が汚い」というところに「○」、歯のむし歯の有無を記入する欄には「なし」。子どもを連れて行った妻いわく、「ブラッシングの指導を受けてください」としつこく言われたそう。「でも、受け流して帰ってきた」

と妻は笑っていました。ちなみに妻も歯科医なのです。

伝統食はすごい？

「いつかむし歯ができるだろう」の予測は見事に外れ、子どもたちは歯磨きを12歳になるまでしなくても、むし歯はできませんでした。プライスのフィールドワークによってわかった、伝統食を守る先住民族の大きな特徴である「健康な歯」は獲得できたわけです。では、もう一つの特徴「大きなあご」はどうか。それが「伝統食」によるものかどうか、その時はすぐに答えを出せませんでした。

ゴリラ、原人、現代人の頭の形状を比べてみると、脳の容積は大きくなってきましたが、あごはどんどん小さくなっていることがわかります。脳のほうは「進化」なのでしょうが、あごのほうは「進化」というのか、「退化」というのかは、迷うところです。

あごが小さいと歯がすべて収まりきらず、転位や回転を起こして重なり合った〝乱ぐい歯〟、専門用語では叢生が起こります。かみ合わせが悪くなり、むし歯や歯周病のリスクが高まります。

恥ずかしながら、私たち夫婦は二人ともあごがかなり小さい。まさに乱ぐい歯で、二人とも大学時代、歯列矯正を受けています。

そんな両親から生まれた子どもたちのあごはどうなるのか？　歯牙模型に糸を貼り付けてあごの大きさを測定する方法で比較してみると、父親である私は上あご71ミリ、下あご64ミリ。母親は上あご59ミリ、下あご50ミリ。一方、長女（13歳時測定）は上あご80ミリ、下あご70ミリと、両親どちらよりも大きい。

長男（11歳時測定）は、幼少の頃はすごくあごが小さく、「いつか歯列矯正をしなくては」と心配していたのですが、幸いに成長とともにあごが大きくなり、標準的な水準を獲得できました。測定値は、上あご83ミリ、下あご76ミリと、長女よりもさらに大きい。

あごの大きさ、引いては歯並びは、親からの遺伝的要因子が大きいとの説と、生活

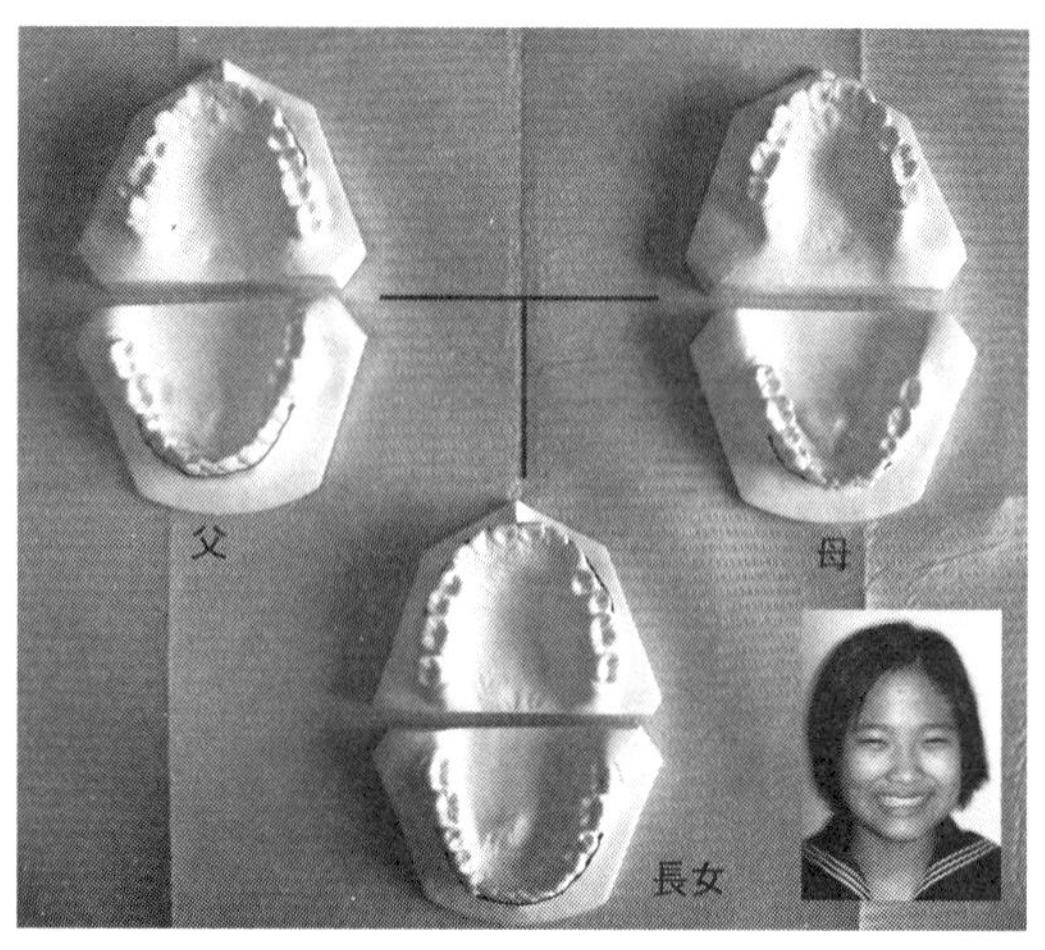

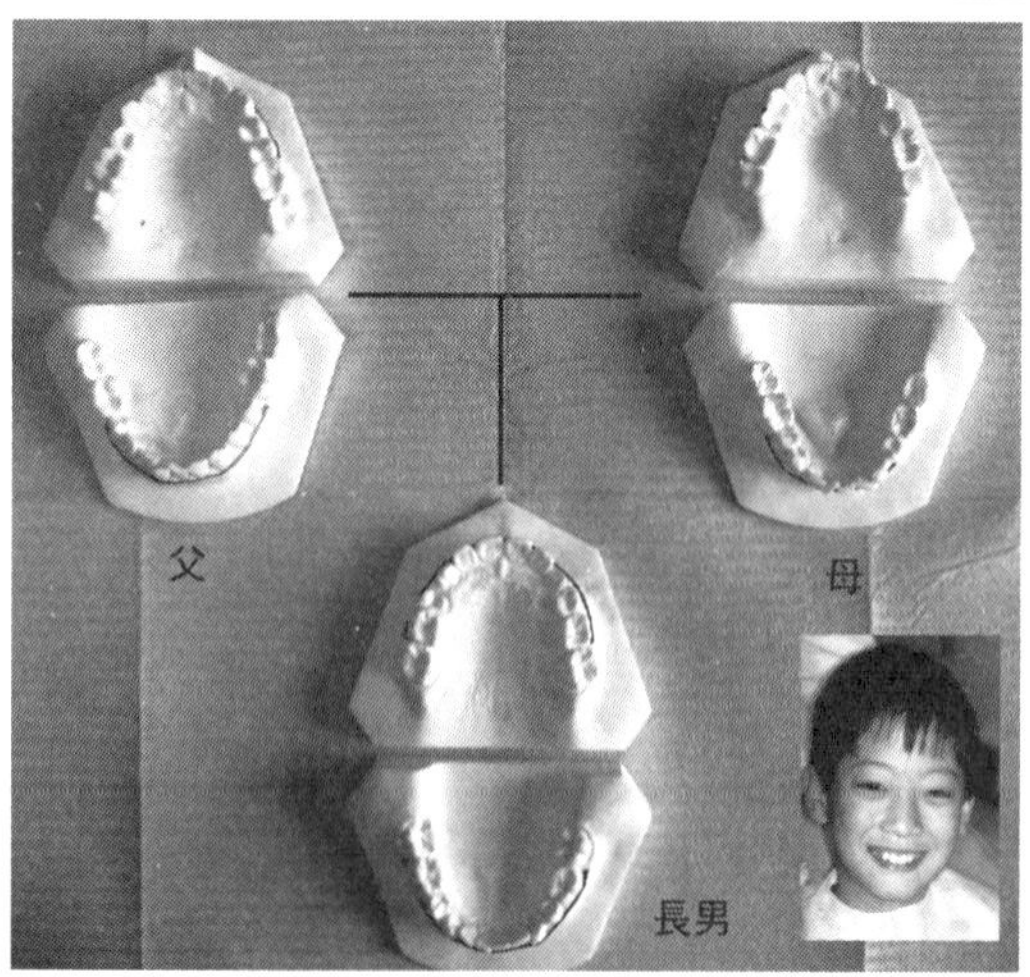

歯牙模型で、親と子のあごの大きさを比べてみた。世代を経るごとに、あごが退化していくのであれば父母よりも子のほうがあごが小さくなるはずだが黒沢家では逆の結果がでた。

習慣などの後天的な環境的要因が大きいとの説があって、どちらの影響がより大きいかははっきりしていません。

私たち夫婦、長男、長女の例をみると、子どもたちのあごはきちんと正常に発育していますから、環境的要因のほうが大きいと考えられます。すると、「むし歯ができない。あごが大きい」＝「伝統食はすごい」という図式ができあがります。

しかし、いろいろな患者さんの口の中の様子を診ていると、それほど単純なものでもないことに気付きました。

私の歯科医院ではスタッフとして栄養士を雇い、患者さんに食事指導をしていた時期があります。患者さんに食事の日記をつけてもらい、それを分析して指導するものです。中には、我が家と同じような、あるいは我が家よりも筋金入りの「伝統食一家」がいらっしゃいました。

その「伝統食一家」のお子さんたちの生育を観察していると、必ずしも、あごの生育が良いわけではないのです。かみ合わせも、みんながみんな、良いわけでもない。むし歯は確かにほとんどできなかったけれど、ゼロではありませんでした。

プライスの著書を改めて読むと、伝統食を守る先住民と、近代食を取り入れる先住民の比較で、後者の方が明らかにむし歯が多いものの、伝統食のむし歯の保有率は0%ではありません。スイスの先住民では、伝統食のむし歯保有率3・4%、近代食のむし歯保有率は29・8%です。ほかの地域の先住民のデータでも、伝統食を守る人々のごくわずかではありますが、むし歯になっている人がいます。「伝統食がむし歯をなくす」と考えるなら、伝統食のむし歯保有率が0%になってもおかしくありません。しかし、そうではない。

伝統食は本当にすごいのか？　今度はそんな疑問が湧いてきました。

むし歯ができるメカニズム

ここでむし歯ができるメカニズムについて触れたいと思います。

食べ物が口に入ると、それを栄養にしてむし歯菌が速やかに酸を作り出します。酸

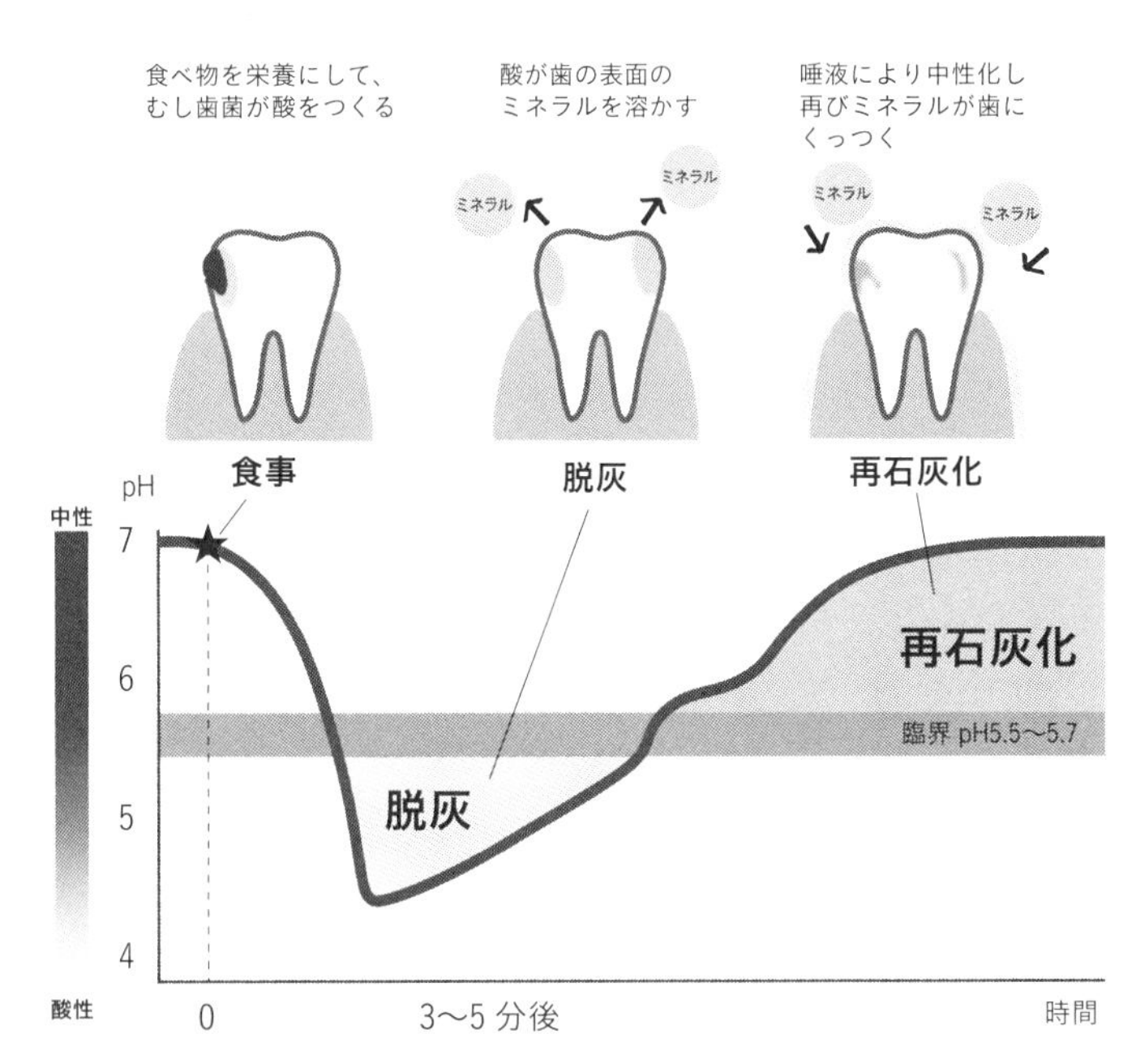

ステファンカーブ

は歯の表面の大切な成分であるミネラル（主にカルシウム）を溶かします。これを「脱灰」と呼びます。

それを防ぐのに役立つのが唾液です。食べ物を口に入れると唾液の分泌が増え、よく噛むことで分泌量が一層促進されます。この唾液の力で歯の表面が中性に戻ると、一度は溶けたミネラルが再び歯に入り込んで、むし歯になるのを防ぎます。これを「再石灰化」と呼びます。口の中で起こる「食事をする→脱灰→再石灰化」が、歯の健康を守る重要なメカニズムの一つになっているのです。

このメカニズムがどのように起こっているかを知るには、食べ物や飲み物を口に入れた時、歯垢の中のｐＨ値の変化を示す「ステファンカーブ」を見れば一目瞭然です。

食べ物が口に入る前はｐＨ値は7程度で、中性に保たれています。歯の表面の大切な成分であるミネラルが溶け出していない状態です。食べたり飲んだりすると、すぐにむし歯菌が酸を作り出し、ｐＨ値は急激に酸性に傾き、3～5分後にはミネラルが溶け出す脱灰が起こります。そこから唾液の力によって徐々にｐＨ値がアルカリに戻り始め、20～30分で脱灰と再石灰化の境目であるｐＨ5・5～5・7を超えると再石灰化が始まります。そして次の食事まで中性が保たれます。

余談になりますが、昭和38年に打ち出された「毎食後3分以内に3分間、1日3回歯を磨こう」というスローガンは、このステファンカーブがもとになっているそうです。食後3～5分で脱灰が起こるので、それを阻止するために、「毎食3分以内に」

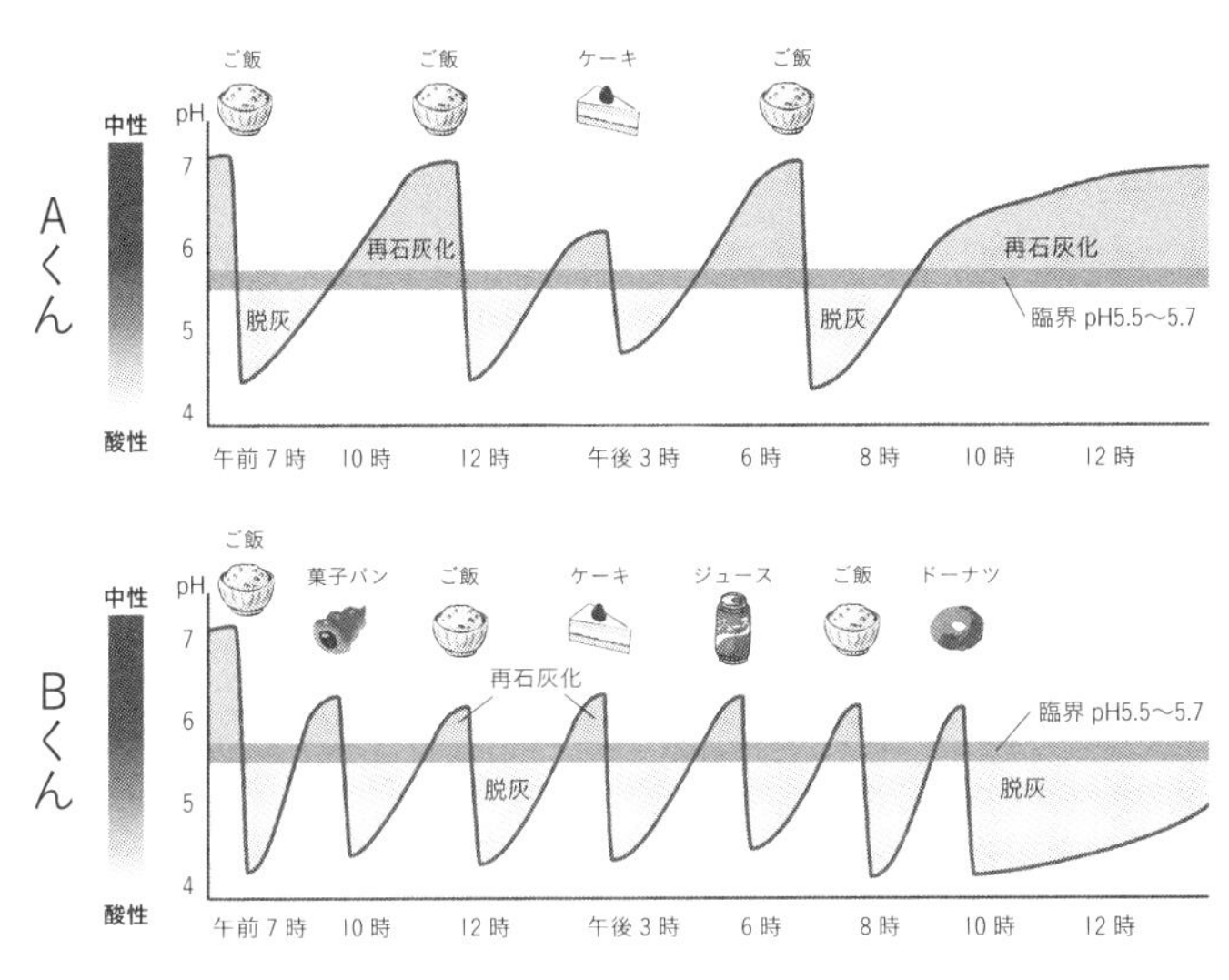

歯を磨こうというものです。しかし、ステファンカーブに忠実に、ということであれば、食べ始めて3〜5分で脱灰が始まりますから、一口目を食べたらすぐ歯を磨き、二口目を食べたらまた歯を磨き、ということを食事中にずっと繰り返さなければならない、とも解釈できます。

さて、ステファンカーブを1日の食事で見ると興味深い事実が浮かび上がってきます。Aくん、Bくん、2人の子どもを例にして見ていきましょう。

Aくんは、朝食、昼食、午後3時のおやつ、夕食という食事スタイルです。この場合、午前7時の朝食後、3〜5分後に1回目の脱灰が起こり、20～30分後に再石灰化が起こります。12時に昼食を取り、この日2回目の「脱灰→再石灰化」。午後3時のおやつで3回目の「脱灰→再石灰化」。午後6時に夕食を食べて4回目の「脱灰→再石灰化」。そのあとは食べたり飲んだりせず、ベッドに入る。すると翌朝までずっとpH値7の中性状態が続き、むし歯ができない正常な口腔内の環境を維持できます。

Bくんは、朝食、午前10時のおやつ、昼食、午後3時のおやつ、午後6時の甘い飲み物、午後8時に夕食、就寝前におやつという食事スタイル。「脱灰→再石灰化」は、食べたり飲んだりしたすべてで起こるので、1日で計7回の「脱灰→再石灰化」を繰り返すことになります。

AくんとBくんを比較した場合、はっきりとわかる違いが2つあります。酸性に傾くまでの時間は3～5分とごく短いのに対し、中性になるには20～30分間を要します。「脱灰→再石灰化」の繰り返しは、「酸性→中性」の繰り返しであり、つまり「むし歯ができやすい状態→できない状態」の繰り返しでもあります。脱灰の回数が少ないAくんはBくんより、1日のうちでむし歯ができない時間が長い。これがひとつめの違いです。

Bくんはベッドに入る前にもおやつをたべています。就寝中は唾液の分泌がとても少なくなるので、なかなか中和されません。すると脱灰の時間がずっと続き、むし歯ができやすい状態がより長くなります。つまり寝ている間にむし歯が作られていくわけです。これがふたつめの違いです。

何を食べるかより、どう食べるか

伝統食は本当にすごいのか？　ご飯を中心にした和食にさえすればむし歯ができないのか？　そんな疑問を抱いていた私の解決の糸口になったのがステファンカーブでした。「1日3食＋1日1回のおやつ」のAくんと、「1日3食＋寝る前も含めた頻繁なおやつや甘い飲みもの」のBくんとでは、明らかに、Aくんの方が再石灰化の時間が長く、むし歯にならない。何を食べるかより、どう食べるかの方が、むし歯予防ではるかに重要なのではないか。そう考えました。

一方で、私の4人の子どもたちの事例があります。歯磨きを一切しなかったのに、むし歯ができなかった。何を食べるかより、どう食べるかが重要であれば、食べ方にさえ留意していれば、何を食べたってむし歯にならないいんじゃないか。極端な話、3食ケーキで過ごしても、朝、昼、夕にしか食べなければ、OKなのか？　しかし、どうしてもそうは思えないのです。この事実をどう解釈すると、ジグソーパズルのピースがぴたりとはまるのでしょうか？

ふとひらめいたのは、我が家の米の消費量を改めて見ていたときでした。

すでに述べたように、黒沢家の年間の米消費量は一家6人で米俵10俵、600キロです。1人当たり年間100キロ食べていました。一方で、日本人の年間の米消費量は減少の一途をたどっています。米などの糖質の摂取量を減らす、あるいはまったくゼロにしてしまう糖質ダイエットが流行していますが、加えて年間の米消費量が減少しているのですから、日本人の平均体重が減少してもいいはず。しかし、そうではありません。子どもの肥満問題も深刻です。

では、米の消費量が減少してきたのに替わって増えてきたものは？　それは、輸入小麦、砂糖、油です。米のご飯の替わりに、輸入小麦、砂糖、油でできた、パン、菓子パンあるいはケーキをはじめとする菓子を食べるようになったのです。

お子さんが日常的に食べているものを思い出してください。朝食や昼食にパンを食べていませんか？　食パンには輸入小麦、砂糖、油が含まれています。菓子パンになれば、砂糖と油の量はぐっと増え、もはや主食ではなくお菓子です。おやつに食べているものも、ホットケーキやショートケーキ、クッキーなどではありませんか？　いずれも輸入小麦、砂糖、油でできています。親御さんが自覚している以上に、輸入小麦、砂糖、油の摂取は多いはずです。

食べ放題に行ったことがある人は多いでしょう。ケーキ食べ放題や焼肉食べ放題はよく見かけますが、おせんべい食べ放題やおにぎり食べ放題は、あまりありませんよね？　お腹いっぱい、と言いながらもケーキは食べ続けられるけど、おにぎりはある程度食べたら「もう十分」となりませんか？

私たちは満腹感を、主に血糖値の上昇によって得ます。飲食して血糖値が上昇すると満腹を覚え、血糖値が低下すると空腹を覚えます。

私が思うに、砂糖や油をほぼ使用しない、あるいはまったく使用しない伝統食は、血糖値が上がり満腹感を覚えると、それ以上は食べられない。ところが、近代食、つまり砂糖、油が過剰な食べ物は、血糖値が上がっても食べ続けられる。結果、だらだら食べたり、1日に何度も間食で取ってしまう。もちろん、限界はあります。ケーキの食べ放題も、永遠に食べ続けられるわけではありませんから。しかし、血糖値の限界値は、近代食の方が柔軟的なのではないかと思うのです。

加えて、「おいしさ」の要素も大きいのではないかと私は見ています。伝統食は、近代食のような「すぐわかるおいしさ」ではない上に、空腹を満たし、栄養を取るためのもの、という刷り込みがそもそもあるのではないでしょうか？　だから、お腹がいっぱいになったら「もういいや」と思えるのかもしれません。

「何を食べるか」より「どう食べるか」が重要です。それにもかかわらず、「何を食べるか」によって、間食の回数が増えたり、だらだら食べたりして、「どう食べるか」が変わってしまう。私の子どもたちも、何を食べてもいいハレの日は別にして、ケの日は、決められた食事時間とおやつ時間しか食べ物を口にしませんでした。飲み物も水かお茶と決めていたので、摂取するのは純粋に喉が渇いたときだけです。結果的に、むし歯ができにくいステファンカーブを描くような生活になっていたのです。

伝統食を守る先住民のむし歯の保有率が極端に低いのも、むし歯になりにくい食べ方に、自然となっていたからではないかと考えています。

むし歯ができないからあごが大きくなる

伝統食を守っている民族には、2つの大きな特徴がありました。

ひとつは、「健康な歯」です。これについては、「伝統食＝健康な歯」という単純な図式ではなく、「伝統食＝むし歯ができない食べ方＝結果的に健康な歯」となることがわかりました。頭にしっかり置いてもらいたいので、繰り返して言いますが健康な歯でいられるかどうかは、「どう食べるか」で決まる。そして、「どう食べるか」は、

「何を食べるか」で決まる。むし歯予防の指導では、「何を食べるか」と「どう食べるか」の両方を患者さんに理解してもらうことが不可欠なのです。そして、特に子どものむし歯予防には、砂糖と油が多い食品をできる限り避けるのがポイントになります。

そして伝統食を守る民族のもうひとつの特徴は、「大きなあご」です。あごがかなり小さく、それゆえに歯並びが悪い両親を持つにもかかわらず、私たちの子どもは4人とも、あごが大きく成長しました。この結果は、偶然の産物なのでしょうか？

私は昭和37年生まれ。子どものむし歯が爆発的に増えた時代に育ちました。ご多聞に漏れず私も子どものころはむし歯が多く、治療せずに放置していたために、むし歯が進行して歯の頭が溶けた「残根」になり、すごく痛い思いをした記憶が鮮明に残っています。そして、この記憶は一度や二度のものではありません。

一方、妻に「君はどうだったの？」と聞くと、「子どものころはむし歯だらけ。ひどいむし歯で乳歯は残根だらけだった」という返事。この2人の「むし歯の歴史」から推測できるのは、「子供のうちから重度のむし歯を頻発し、速やかな適切な処置を受けずに歯を失った」という共通点から、「失った歯のスペースを埋めるように周囲の歯が移動し倒れたりして、さらには噛み合わせも悪いため、あごが成長できなかった」ということです。つまり、私たちは乳歯がひどいむし歯になってしまったがゆえにあごが成長しなかった。一方、私たちの子どもたちはむし歯ができない食べ方をしていたので、子どものころにむし歯ができず、あごが成長し、大きくなった、という考えです。

乳歯は中心から奥にかけて中切歯、側切歯、乳犬歯、第一乳臼歯、第二乳臼歯と5種類の歯があります。上の歯、下の歯とも、左右5本ずつあるので、全部で20本。このうち、幼児期に重度のむし歯になり、奥歯の第一乳臼歯、第二乳臼歯を失ってしまうと、歯が中心に向かって移動しやすく、あごが成長しにくいのです。むし歯にならなければ、乳歯の第一乳臼歯、第二乳臼歯が健全なまま、永久歯との交換期に入るため、本来のポテンシャルが保たれ、あごも正常に成長します。

私たちの経験から、「伝統食＝健康な口腔」ではない。和食を守っていたご家族でも、お子さんたちにはむし歯こそほとんどできなかったものの、顎の成長が期待通りではなかったり、かみ合わせが悪かったりで、歯列矯正が必要になった事態がいくつか起こりました。我が家の子どもたちのあごの成長やかみ合わせをみると、環境的要因はすごく大きいですが、遺伝的要因もやはり影響するようです。

和食が素晴らしいことはまちがいないことです。ただし、それだけで歯並びを語ることはできないと考えています。そして、食生活の影響は全身に及びます。小児生活習慣病、肥満や高脂血症、糖尿病が問題になりつつある時代です。食べるなら、ご飯を中心とした和食がいいと思っています。

しかし、共働きも多い時代、食事を作る時間、経済的な問題などでご飯を中心とした和食が難しい方もいるでしょう。食生活全体を見直すことが難しい方には、無理なく続けられる方法として、「むし歯予防3箇条」を患者さんに勧めています。

むし歯を防ぐ方法はたった3つ

私が所属する「一般社団法人　熊谷市歯科医師会」では、「むし歯予防3箇条」というチラシを「むし歯予防デー」の催しなどで作り配っています。内容については私が提案しました。そこに掲げているのは、たった3つの項目です。

1．おやつは時間を決める
2．夕食前の1時間は飲食しない
3．甘い飲み物を冷蔵庫に買い置きしない

すべて食べ方を指導する内容です。

歯科医師会のほかの先生方から「歯磨きの項目を入れるべき」との指摘があったのですが、私は「むし歯予防には、歯磨きは必須項目ではない。重要なのは、どう食べるか、だ」と確信しています。そこで、先生方と議論の末、チラシに「食育編」と入れ、さらに下の方に「もちろん歯みがきの習慣も大切です！」というフレーズを入れることで理解を得ました。

チラシを患者さんに渡すと、嬉しいことにたいていは「やってみます」とおっしゃ

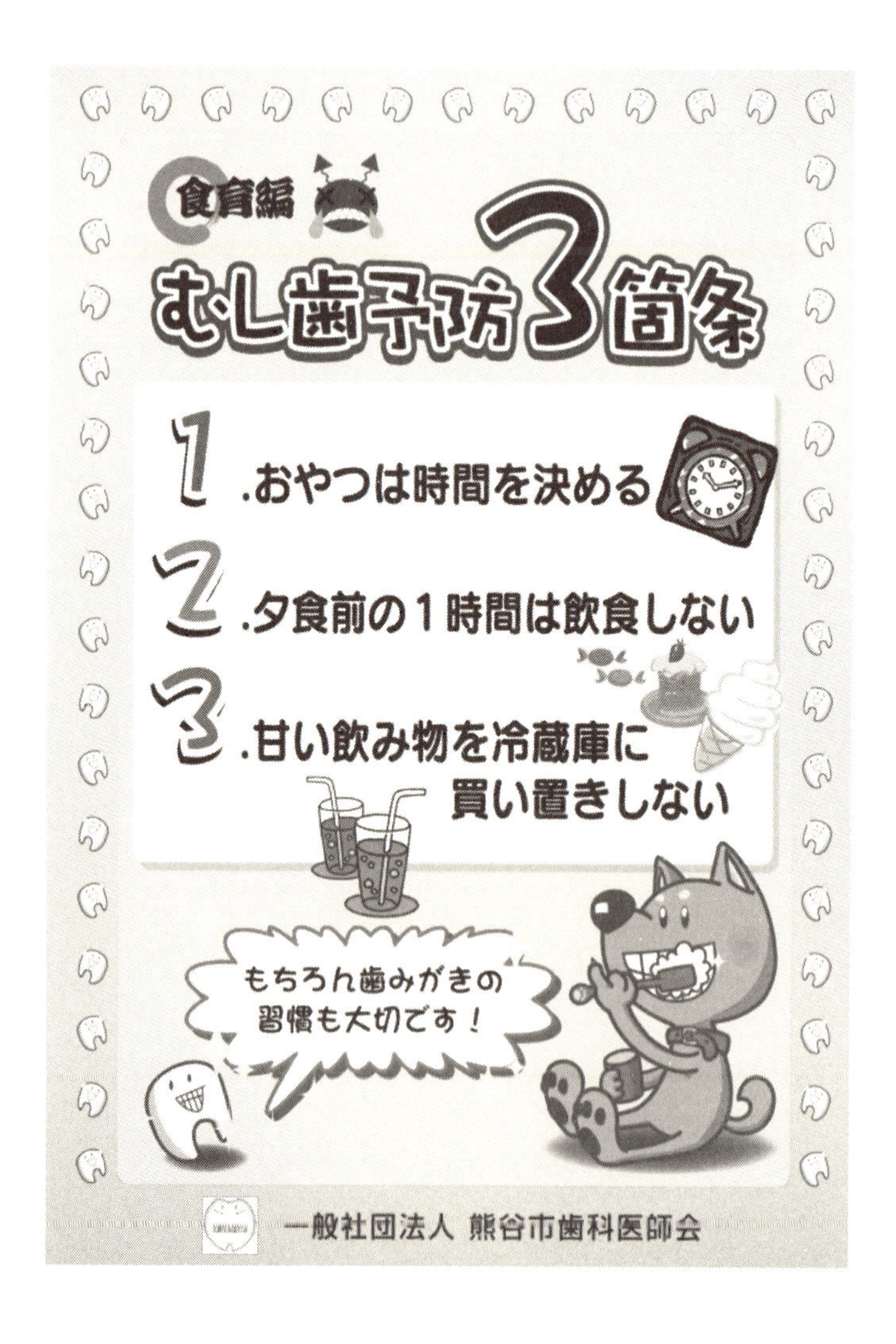
食育編
むし歯予防3箇条
1.おやつは時間を決める
2.夕食前の1時間は飲食しない
3.甘い飲み物を冷蔵庫に
買い置きしない
もちろん歯みがきの
習慣も大切です！
一般社団法人 熊谷市歯科医師会

り、本当に実行してくれます。実行可能な内容であることが大きいのでしょう。おやつは午後3時から3時半までと決めたら、その範囲内で食べる。夕食の前に食べたり飲んだりはしない。冷蔵庫から甘い飲み物を撤去する。

むし歯だらけで来院した子どもでも、実際に実行してもらうと、新しいむし歯はピタリとできなくなります。その後もむし歯ができ続ける子どもはまずいません。

私は学校歯科医もしていますが、熊谷市では3年ごとに新しい学校に移ることになっています。新しく学校歯科医として赴任した学校では、まず必ず、児童生徒にこの3箇条を配布してむし歯予防の啓蒙に努めることにしています。すると、むし歯の子どもは急速に減ります。

むし歯予防というと、フッ素の塗布を推奨する歯科医が多いでしょう。しかし、私はフッ素の塗布に対しては懐疑的です。後述しますが、脱灰の予防をしていれば、むし歯菌の象牙質への侵入は起こらず、むし歯ができないからです。むしろ、フッ素を塗ることでむし歯にはならないと安心してしまい、甘いお菓子やジュースが飲み放題になってしまっている子どもを見かけることが少なくありません。仮にそれでむし歯を予防することができたとしても、将来、肥満や糖尿病などに繋がることを恐れています。そのため、私の診療所では一切していません。それでも、むし歯ができ続ける子どもの患者は私の診療室には皆無です。

では、「むし歯予防3箇条」の一つ一つの項目を見ていきましょう。

むし歯予防3箇条

①おやつは時間を決める

これはおやつをだらだらと食べ続けることを避けるためです。ステファンカーブの脱灰の時間を減らし、再石灰化の時間を延ばすことを目的にしています。理想を言うなら、「おやつに砂糖と油のものを食べないようにしましょう。食べ続けてしまうので注意が必要です」という文言も加えた方が良い。しかし、これが入ると項目が増え、親御さんの取り組むハードルが高くなってしまうので、口頭で伝えるようにとどめています。「砂糖の味が濃いおやつ、スナック菓子のような油のおやつはなるべく買わないようにしてくださいね」といったふうにです。

子どものおやつは「むくだけ焼くだけ蒸かすだけ」が基本で、具体的には、果物や砂糖と油を使っていないおせんべいがベター、とアドバイスしています。なお、私の子どもたちがよく食べていたおやつは、おにぎり、サツマイモやジャガイモ、とうもろこし、それに季節の果物、干芋、せんべいです。

さて、こういった食事指導をするとき、親御さんに「メリハリのある与え方」をしっかり理解してもらうことが、その食事を継続できるか、挫折するかの分かれ目になると感じています。食事内容を和食に近づけたものにする。おやつもシンプルなものにする。でも、誕生日やクリスマスのハレの日にはケーキを食べていい。もう少し緩めて、日曜日やお出かけしたときは好きなものを食べてもいい。そうすれば、親も楽になるし、子どもも納得して我慢してくれます。

むし歯予防3箇条

②夕食前の1時間は飲食しない

夕食前に飲食をすると、血糖値が上がり、満腹感を覚えます。すると夕食をあまり食べられなくなってしまいます。「それでもウチの子は食べますよ」とおっしゃる親御さんもいますが、もし間食をせず1時間我慢できたなら、そのお子さんはもっとたくさん食べることでしょう。

夕食をきちんと食べないと、しばらくして小腹が空き、寝る前になにかしら食べたくなります。寝る前にお菓子などを食べてしまうと、翌朝起きてもお腹が空かず、朝食を食べられません。「ウチの子は朝、ご飯を食べたがらないんです」とおっしゃる親御さんが結構いますが、よくよく話を聞くと、寝る前に食べるか飲むかをしています。空腹で朝、目が覚めるのが、最も望ましい形です。

子どもに寝る前の間食をやめさせ、朝、自然に目覚めるようにするには、夕食をお腹いっぱい食べてもらう。とくに、ご飯をたくさん食べさせるのが良い。腹持ちが良くなりますので。「ご飯を残してもよいからおかずを食べなさい」というのは「寝る前のお菓子」につながりやすいので、悪いアドバイスです。

でも、夕食前に飲食していては、そんなことはとうてい無理です。なので、夕食の1時間前からは飲食をさせない。おやつは、その前に切り上げる。「飲・食」に注意してください。「食べてはいないけど、甘いコーラを飲んでいる」もNGです。飲むなら水かお茶で、カロリーのあるものは飲まない。

夕食をたくさん食べた後は、テレビを見るなり音楽を聞くなり宿題をするなりして過ごし、風呂に入って寝る。寝る前にカロリーのあるものは摂取しない。この生活を親子ともども実行するようになって親御さんがよくおっしゃるのが「子どもが空腹で自分から起きて、朝食をしっかり取ってくれるのは嬉しいですね」という言葉です。

むし歯予防3箇条

③甘い飲み物を冷蔵庫に買い置きしない

甘い飲み物を冷蔵庫に常備していると、子どもはつい飲んでしまいます。甘い飲み物は買い置きせず、冷蔵庫に入れない。冷えた状態でおいしく飲めるように作られているので、常温のままではまずく感じ、飲みたがりません。私は冷蔵庫に甘い飲み物を買い置きしている状態を「ホームドリンクバー」と呼んでいます。ですので、親御さんには「ホームドリンクバーはただちに閉店してください」と伝えています。

私はこの甘い飲み物の弊害はとても大きいと考えています。

中学生のある患者さんは、いじめられっ子で不登校になってしまいました。冷蔵庫の中には常に甘い飲み物があり、それをしょっちゅう飲んでゲームばかりやっています。甘い飲み物を口にすることが習慣化されているので、ほとんど自覚していないのでしょう。口の中を見るとむし歯だらけです。

別の中学生の患者さんは、バスケ部に所属しています。ほとんどすべての歯がむし歯でしたが、１番奥の第二大臼歯と２番目の第一大臼歯のむし歯のでき方が似通っているのが特徴的でした。この２つは、生えてくる時期に６年もの差があります。本来であれば、６年古い第一大臼歯のほうが脱灰の影響も強く出て、むし歯の程度がひどいはずなのですが、その差がないのです。

「部活の時、なに飲んでいるの？」

そう聞くと、「スポーツ飲料です」と答えます。小学生の間は部活に所属していなかったので、日常的にスポーツ飲料を飲んでいなかった。ゆえに、早くに生えたにもかかわらず第一大臼歯は比較的健康だったのです。ところが中学に入り、バスケ部に入部したところ、指導者が部活動での飲み物として、スポーツ飲料を強く勧めたとのこと。スポーツ飲料を飲みながらバスケットの練習に励む毎日を送ることになり、結果的にほとんどすべての歯がむし歯になってしまったようです。

大人も子どもも歯磨きは必要なし？

子どものむし歯についての話ばかりしてきましたが、では、大人はどうなんだ、と思いますね。大人も歯磨きをしなくても、食べ方に気をつけていれば、むし歯にならないのか？　残念ながら、大人の場合は、そう単純ではありません。ステファンカーブを重視した、口腔内が中性の状態を保つことだけでむし歯を回避できるのは、子どもに限ります。

まずは、むし歯ができるメカニズムを思い出してください。食べ物や飲み物が口に入ると、むし歯菌が歯の表面に集まり酸を作り出します。歯の表面は急激に酸性に傾き、歯を守る大切な成分であるミネラルが溶け出す「脱灰」が起こります。しかし唾液の働きによって歯の表面が中性になり、ミネラルが再度、歯の表面に入り込んでむし歯を防ぐ「再石灰化」が起こります。脱灰が頻繁に起こったり、寝ている間に脱灰が続き再石灰化がなかなか起こらないと、むし歯になるのです。

歯は、エナメル質、象牙質、歯髄の３層構造でできています。一番外側のエナメル質はエナメル小柱という爪楊枝の束のような柱でできており、その数は１本の歯で８００～１２００万本ともいわれています。健全なエナメル質には細菌が入り込む隙間はまったくありません。むし歯菌が出した酸でエナメル質が溶け出し脱灰が起こると、エナメル質を構成する無数のエナメル小柱の構造が崩れてしまうので、そこから細菌が入り込んで象牙質に達します。象牙質に達した細菌は、象牙質のコラーゲンを栄養源にそこで繁殖を始めます。これがむし歯です。

言い換えれば、脱灰が起こらなければ、エナメル小柱の構造は崩れませんから、細菌が入り込むスペースはなく、細菌が象牙質にも達せず、むし歯にならないのです。子どものむし歯は、脱灰さえ防げれば回避できるのはそのためです。「どう食べるか」に留意して脱灰を防ぐ食生活を送ることが非常に重要。歯磨きをいくらしても、脱灰を頻繁に起こす食べ方を続けていれば、むし歯は防げません。「歯は一生懸命に磨いているんですが、次々とむし歯ができてしまうんです」というのは、そういう理由からです。

では、大人に絞って話をしましょう。大人の場合、子どもと口の中の環境が違います。子どもの場合は、歯肉で覆われている部分が多く、象牙質の露出がありませんが、大人の歯は全部が全部、歯肉で覆われているわけではありません。加齢とともに歯肉が後退すると、歯の根の部分が露出し、この部分にはエナメル質がありません。

セメント質という薄い層でかろうじて象牙質が守られていますが、これも、歯ブラシで強くこすると、簡単にはがれて象牙質が露出します。そうでなくてもセメント質も象牙質も、コラーゲン繊維を豊富に含むので、ここに細菌がとりつくと、繁殖を始めます。つまり、この歯根の部分は、プラークがついているだけでむし歯になってしまうのです。

もちろん、大人の場合も、「むし歯予防3箇条」を守ったほうが、むし歯の発生率はずっと抑えられます。営業職の人が、「甘い缶コーヒーをチビチビ飲みながら運転して取引先を廻る」ような仕事のやりかたをしていると、どんどんむし歯は進みます。なので、大人の方にも、ぜひ「むし歯予防3箇条」を守っていただきたいのですが、それだけでは不十分で、歯みがきをきちんとすることが必要となります。歯周病の予防のためにも、歯みがきは必須です。

要点を整理しましょう。

子どもの場合は、エナメル質の脱灰さえ防げれば、象牙質に細菌が侵入することができないので、むし歯にはなりません。それには、歯垢の除去（歯磨き）よりも食生活習慣の見直しのほうが、ずっと効果があります。具体的には、「おやつは時間を決める」「夕食前の1時間は飲食しない」「甘い飲み物を冷蔵庫に買い置きしない」の3箇条を守ることをお勧めします。

一方、大人の場合は、歯垢による口腔内環境の悪化に気をつけて下さい。歯肉が退縮して歯根が露出していたり、エナメル質が摩耗したりして、象牙質が露出してる状況であれば、脱灰を防いでも、細菌は歯の中に簡単に侵入できます。むし歯の予防という点からも歯周病の予防という点からも歯垢除去に力を入れなければならず、それには歯磨きが必須となります。それに加えて、「むし歯予防3箇条」も守っていただければ、むし歯に悩まされることは今後なくなることでしょう。

子どもも口腔ケアの意識向上のために歯磨き

歯磨きをしなくても、一切むし歯ができなかった私の子どもたちですが、各自が中学校に進学した段階で「歯磨きなし」にストップをかけました。

「えー、なんで今日から歯磨きしなくちゃいけないの?」「なんで中学生になったら歯を磨かなければならないの」などと猛反発を受け、思わず苦笑いをしてしまいました。「歯を磨くことで、本当にむし歯を予防できるのか?」「歯を磨かないと、本当にむし歯ができるのか?」という2つの疑問から始めた「実験」だったとはいえ、習慣としての歯磨きを中学校に上がるまで身につけさせられなかったのは失敗だったな、とちょっと後悔しました。

私は、歯磨きをしないで良い、とは決して思っていません。子どもにおいては、「歯磨きはむし歯予防にならない。歯磨きだけをしていればOKと思うのは大間違い」

と考えています。しかし、それでも歯磨き否定派ではありません。

歯磨きをせず、歯垢がたまっている状態を続ければ、将来的には必ず歯周病のリスクが出てきます。和食を食べていても、歯周病のリスクを免れません。歯周病対策のためには歯磨きの習慣を身につけることはとても大事だと考えています。デンタルケアを意識する意味でも、患者さんには、大人にはもちろん、子どもにも、毎日の歯磨きを勧めています。

買い食いを始めてむし歯ができた

さて、中学進学後、歯磨きをするようになった私の子どもたちのむし歯はどうなったのか？

残念ながら、長女と長男はむし歯ができてしまいました。二人とも中学校からは電車通学をしていたのですが、親に隠れて、通学途中でお菓子の買い食いをするようになったようです。

とくに長男は、母親に口腔内の質が似て、むし歯ができると急速に進行するようで、大きなむし歯が何本かできてしまいました。対策としては、定期的にレントゲンを撮り、むし歯を見つけ次第すぐに治すようにしています。長男のようなケースではとにかくむし歯が進行する前に手を打つことが肝要となります。

次男、次女に関しては、長女と長男の「受難」が「良い教訓」となっているようです。定期的にチェックしていますが、食習慣もきちんと守っているようで2人とも20代ですが、今のところ全くむし歯はなく、治療経験もゼロです。

甘い飲みものの常飲で骨スカスカ

日本国内でも有数の灼熱の街として知られる熊谷市では、スポーツ指導者がこぞってスポーツ飲料を飲ませたがる傾向がありました。

ずいぶん前になりますが、平成15年に熊谷市の中学2年生６２０名を対象に、「夏休みの飲み物調査」を行いました。その調査の中で、運動部に所属する５１５名に対し、「夏休み中、部活動のとき飲んだ飲みものはどんなものでしたか？」「夏休み中、ふだん家庭で飲んだ飲み物はどんなものでしたか？」といった内容の質問をしました。結果、運動部の生徒の６人に１人は、毎日2リットルものスポーツ飲料や清涼・炭酸飲料水を飲んでいることがわかりました。また、93％の運動部の生徒は、部活動の時にスポーツ飲料を飲んでいるという結果がでました。

私は、スポーツをしている子どもを持つ親には、「せっかく健康のためにと思ってスポーツをやっているのに、それでむし歯を作ったら意味がないじゃないですか」と言っています。試合のときは飲んでもいい。でも、普段の練習のときはスポーツ飲料は飲まないようにする。日常的に飲んでいると、ステファンカーブが示すように、脱灰の頻度が高まり、むし歯になりやすくなる。そう伝えると、たいてい納得してくれます。

ところが、指導者はなかなか手強いです。むし歯の危険性を指摘すると、「むし歯にならない子どももいます」と返ってきます。口腔内の性質の差で、むし歯になりやすい子どもと、なりにくい子どもがいるのです。どっちを基準にして決めるかというと、むし歯になりやすい子どもに決まっています。そのような説明をすると、「確かにそうですね。気をつけます」と考えを改めてくれました。時に、養護教諭がむし歯をたくさん作って歯科医院に来院することもあるのですが、これはチャンスです。ここぞとばかりに「生徒さんにも気をつけるよう言ってください」と話すと、「そうですね。私みたいになったら困りますものね」と同意してくれます。

スポーツ飲料をはじめとする甘い飲みものに関しては、何年も前からしつこいくらいに警鐘を鳴らしています。ところが、それがなかなか一般の人にまでは届きません。甘い飲みものの中には、事実を知ると驚きで言葉を失うほど、大量の砂糖が入っています。

スポーツ飲料も例外ではありません。1リットル飲むと、60グラムくらいの砂糖が入っていますから、スティックシュガー10本分の砂糖を摂取することになり、これはご飯1杯の糖質に相当します。甘い飲み物では、だいたい10％くらいが砂糖ですので、

1リットルの飲料でスティックシュガー16本分、１００グラムの砂糖。ご飯に換算すると、軽く2杯食べた時に消化されてブドウ糖になった場合と同量です。

ただし、「砂糖」と書きましたが、飲料水の成分表示を見るとわかりますが、「ブドウ糖果糖液糖」あるいは、「果糖ブドウ糖液糖」と書いてあります。これは異性化糖と呼ばれる、主にトウモロコシから作られる甘味料のことです。値段が安いことと、冷たくしても甘味をしっかり感じることができるため、飲料水の場合はほとんどがこれになっています。

これは極めて吸収がよく、飲むと急激に血糖値が上がります。すると、これは体にとって異常事態ですから、急激に上昇した血糖値を下げるために、インスリンという物質がすい臓から大量に分泌され、血糖値が急激に下がります。甘い飲みものやスポーツ飲料を飲むとすぐに血糖値が上がり、いったんは満腹感を覚えて食欲もなくなるのですが、すぐに空腹を覚え、また飲みたくなってしまうのは、こうした理由からです。しかし、こうした悪循環が習慣となって繰り返されると、糖尿病のリスクはますます高まります。

砂糖たっぷりの清涼飲料水を飲み続けるとどうなるか、砂糖を大量に取った場合、体にどういう影響を与えるかについての研究を行った薬理学者の故・田村豊幸先生は、著書『どこで食い止められるか　カルシウム欠乏症——砂糖の副作用』（芽ばえ社）でラットを使った実験結果を紹介しています。

正常なラットと、甘い飲みものを取り続けたラットを比較した写真を見ると、甘い飲みものを取り続けたラットの上顎骨、下顎骨は、見るも無残なほどボロボロになっています。頭蓋骨は成長しておらず、大腿骨はスカスカ。成長期の子どもたちが甘い飲みものを大量に摂取し、替わりに必要な栄養素を含む食事を摂らなくなったら、この先どんな悪影響が出てもおかしくないと思います。

学校関係者、スポーツ指導の関係者のみなさんには、是非とも、砂糖の害を踏まえた食事指導をしていただきたい。スポーツ飲料を飲むにしても、たとえば試合のときだけと限定し、普段の練習では水や麦茶で水分補給をするなどと節度をわきまえるよう指導していただきたいと思っています。

水道水を与えていたラットの上・下顎骨の骨格標本

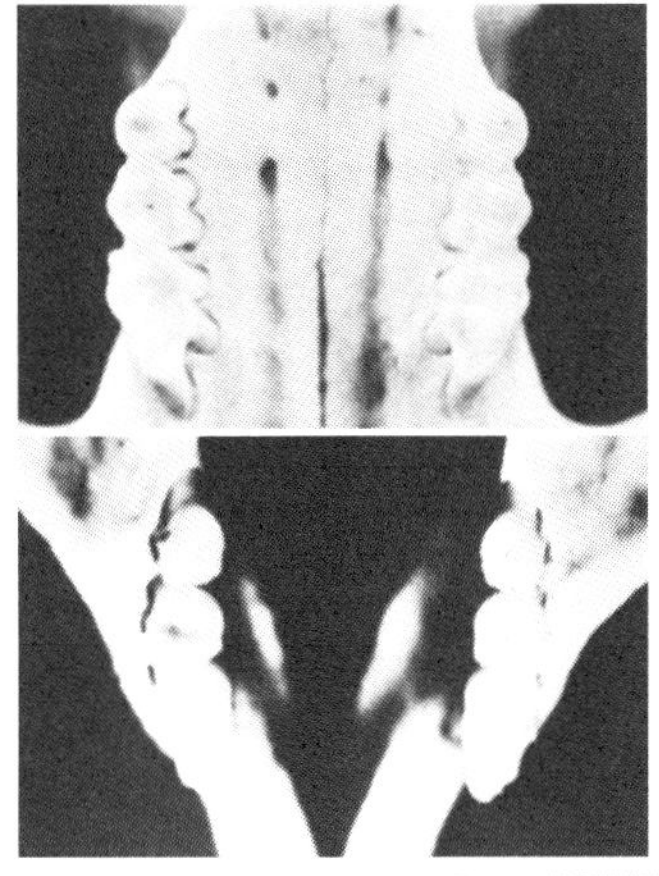

清涼飲料水を自由に2年間飲んだラットの上・下顎骨の骨格標本

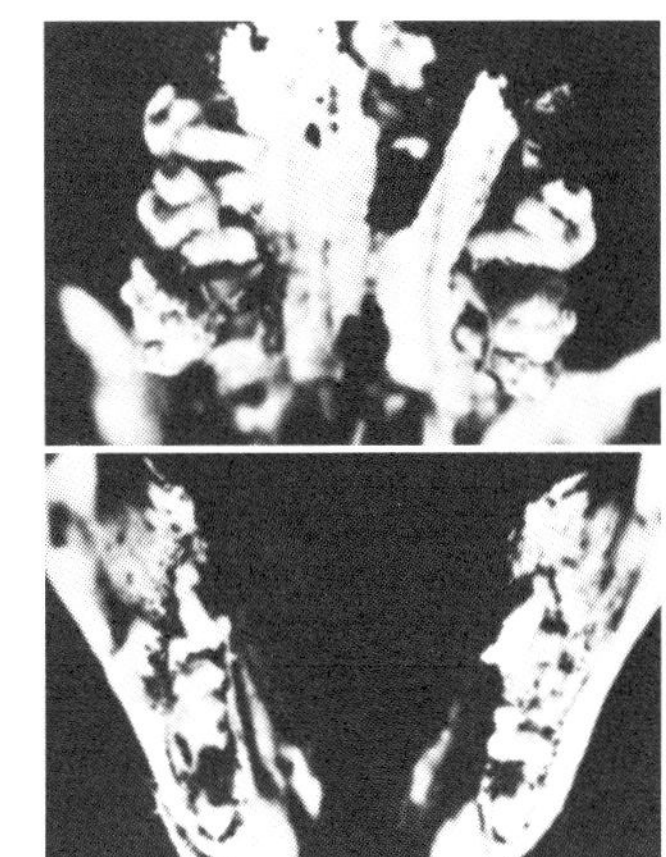

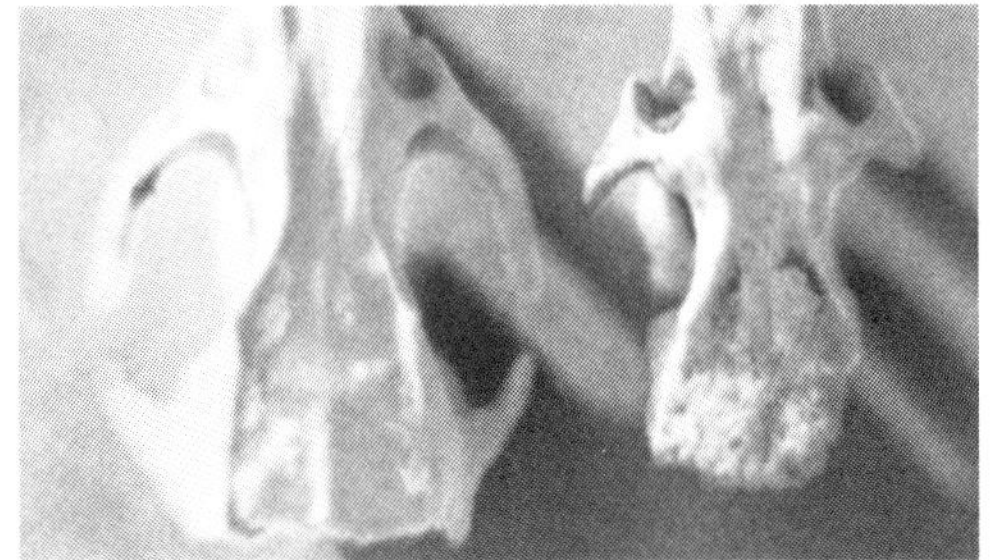

頭蓋骨上面

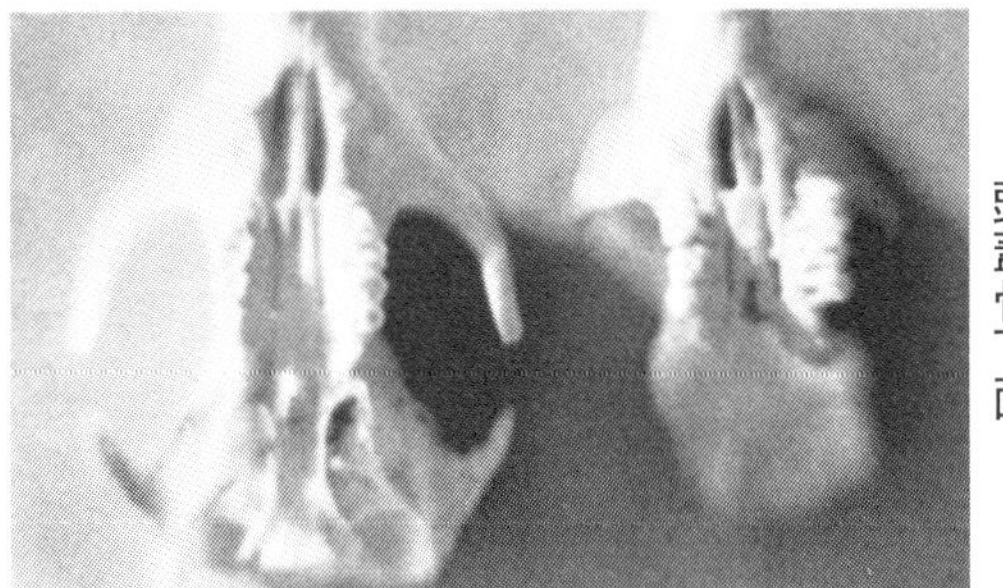

頭蓋骨下面

左：水道水　右：清涼飲料水
(芽ばえ社)

広まりにくいスポーツ飲料の害

清涼・炭酸飲料水に対しては、「体に良くないかも」と感じている人は割と多いでしょう。しかし、スポーツ飲料に関しては、学校関係者、スポーツ指導者がむしろ勧める傾向にあるように思います。

平成16年、文科省から「歯・口の健康つくり推進事業」という3カ年にわたる事業の依頼が熊谷市にありました。学校保健会という組織への依頼で、文科省から500万円という予算がおりてきたのです。「これまでの学校歯科保健におけるむし歯予防を中心とした取り組みの成果を踏まえながら、学校と家庭・地域社会が連携・協力して、子どもたちが生涯にわたり健康な生活を送るための基礎的な資質や能力を培うことを目的にしたもの」でした。

学校保健会には医師会の関係者がたくさん所属しています。これはチャンスとばかりに、医師会の小児科の先生方に、先ほど紹介した平成15年実施の「夏休みの飲み物調査」の結果を提示しました。さすが小児科の先生方だけあって、すぐに「スポーツ飲料など甘い飲み物の取りすぎは問題がある」との強い懸念を示してくれました。そして調査報告書に、スポーツ飲料については多量に摂取する傾向にあり、これは健康の面から見て憂慮すべき事態である、といった文言が盛り込まれました。

ところが、教育委員会から電話がかかってきました。そして「文科省から『スポーツ飲料に関する記述はカットさせてほしい』との連絡がありまして、どうしましょうか？　私たちから見ても、そこが報告書の一番の肝だと思うものの、文科省からの指示で、先生方も無念でしょうが……」と言われたのです。理由は曖昧にされ、はっきりとは言ってくれません。「推して知るべし」ということなのでしょう。結局、カットせざるを得ませんでした。

別の機会にテレビの情報番組のディレクターをしている方にも、スポーツ飲料を含む甘い飲み物を、子どもたちが飲み過ぎていることについて訴えたことがありますが、「黒沢先生のお話しは、とても興味深いですが、スポンサー様のことを考えると、番組で取り上げることはできません」とNGが入りました。子どもたちの健康に与える影響がきちんと報道されないまま、暑い夏には「熱中症予防にスポーツ飲料を」といった単純な切り口で紹介されたりします。これは、大きな問題だと考えています。

伝統食その後

最後に、ひどい食生活から「食生活改善の10ヶ条」の実践、ご飯を中心とした和食に切り替えた私たち家族の健康について触れておきましょう。

アトピーのため就寝中に掻きむしってシーツを血で染めていた長男ですが、だんだんと症状が軽くなっていきました。掻かせないようにするため、夫婦交代で長男を抱きかかえて、立ったまま睡眠をとらねばならない生活が、毎晩のように続いていたのですが、やがて、そういうことはほとんどなくなりました。

症状が長男よりは軽かったとはいえ、二男のアトピーもそれなりに深刻でした。私の兄は小児科医なのですが、「こっちのほうが重症になる」と脅かされていました。幸いなことに、次男が産まれて間もなくの頃、幕内先生のお話を聴く機会を得られ、おかげで症状は重くならずにすみ、やがて完治しました。

４番目に産まれてきた次女は、妊娠した時にすでに食事が変わっていたおかげだと思うのですが、一番症状が軽く、成長とともに完治しました。

長女は、アトピーもさることながら、中耳炎に悩まされていました。定期的に中耳炎になるのです。幼い子が、「耳が痛い、耳が痛い！」と言って泣き叫ぶのは、親にとって本当につらいことでした。原因もわからず、医者からは「生まれつき中耳炎になりやすい体質です」と言われ、それを受け入れるしかありませんでした。しかし食生活を変えてからは、一切、中耳炎にならなくなりました。これにはびっくりしました。一種のアレルギーだったのかな、とも思いますが、はっきりしたことはわかりません。アトピーの皮膚症状も、すっかり影をひそめました。

私について言うと、口内炎に悩まされていました。なにかのきっかけで口腔の粘膜が傷つくと、すぐに口内炎になってしまうのです。しかし、食生活を変えてまもなく、ウソのようにできなくなりました。やはりこれも、アレルギーの一種なのだったのかなと感じています。

私の診療室に、口内炎で悩んでいる患者さんが来ると、慎重に言葉を選びながら「身体に良いと思い込んで、身体に合っていないものを毎日摂取していませんか?」と尋ねるようにしています。日本人がこれまであまり口にしてこなかった食品が見つかれば、それを指摘し、「とりあえず、3カ月食べないようにしてみてください。それで口内炎ができなくなったとすれば、その食品はあなたの身体に合っていないと思うので、今後は別の食品で補うようにしてください」とアドバイスします。実際のところ、ほとんどの患者さんの口内炎の悩みは、これで解決します。

ある日、研修医としての修行期間が終わり、いよいよ専攻を決めようかとしている長男に「皮膚科医になったらどうか」と言ってみたところ、「皮膚科だけはイヤだ。辛さがわかりすぎて、一緒に泣いてしまうから」と返ってきました。本当に辛い思いをさせてしまったのだなぁ、と何の問題意識を持たずに、ただただ食べたいものを食べてきてしまった自分を改めて反省しました。完全にはアトピーが治らず、今後もうまく付き合っていかなければならない長男には申し訳ないのですが、彼がいなければ、幕内先生との出会いはなかったと思いますし、もしかしたら、今も、一生懸命歯みがきの指導だけをしている歯科医だったかもしれません。私の目を覚まさせてくれた長男に、この場を借りて、お詫びと感謝の念を捧げたいと思います。

第2章

子どものむし歯予防は食生活がすべて

おやつだけが問題なのでしょうか？

第一章では黒沢先生の歯科医であることから実践できた、4人のお子さんに試みた「歯磨きをしない」実験を中心に、むし歯と歯磨きの因果関係について論じていただきました。

そこから導き出されたのは、「食」と「むし歯」の関係であり、さらには「何を食べるか」、「どう食べるか」に引っ張られていくということでした。

私はここで黒沢先生の提案を受け、「何を食べるか」についてさらに掘り下げることで、日本の伝統食の素晴らしさ、油や砂糖を多用するドラッグ食の危険性に警鐘を鳴らし、むし歯を防ぐ具体的な食生活の提案をしていきたいと思います。

私は、約40年食生活と健康に関する仕事をしてきました。病院、クリニック、歯科医院、スポーツクラブなど様々なところで患者さんの食事相談に乗ってきました。最近は保育園、幼稚園の給食改善のアドバイスを求められることが増えています。特に、平成17年に「食育基本法」が制定されてから、お子さんにどんなものを食べさせれば良いのか、相談を受けることが多くなっています。

それだけ現代の食生活には問題が多いと感じる、父母、医療関係者、教育関係者などが増えているからだと思います。これは日本だけの問題ではありません。２０１６年10月11日、ＷＨＯ（世界保健機関）は、砂糖の入った飲料への課税を進めるように各国に呼びかけた。いわゆる「ソーダ税」と呼ばれるものです。アルコールやタバコと同じ扱いにすることを勧めるものです。それだけ、世界の肥満と糖尿病の増加は深刻になっています。

このような時代の中、幼児期から継続通院する可能性の高い歯科医院の食事指導は極めて重要な意味を持つようになっています。ただし、現実の指導をみると、疑問を持たざるを得ない例が目立ちます。

たとえば、歯科医院に行って食生活全体の指導を受けずに「間食」の指導を受けたことはないでしょうか。歯科医院で何度もこんな光景を目にしました。歯科衛生士さんがお母さんたちに説明するんです。

「おやつに食べるお菓子やジュースには砂糖がこれだけの量入っています」

確かに、お菓子やジュースには大量の砂糖が含まれています。その害について触れるのはいいんですが、朝、昼、夜の食事については全く触れない。

いま、どんな食事が「普通」になっているか、お母さんたちが一番ご存知でしょう。ご飯、おかず、お味噌汁の日本本来の食事は減ってきています。替わりに増えているのが、パン食です。私はかつて拙著『変な給食』『もっと変な給食』（共にブックマン社）で紹介しましたが、学校給食も、全国各地でとんでもないことになっています。「生クリームサンド、焼きそば、牛乳」「エクレアパン、白菜のクリーム煮、黄桃ヨーグルトがけ、牛乳」「みそラーメン、手作りあんドーナツ、くだもの、牛乳」ですよ。いずれも、実際の学校給食の献立です。生クリームパンやエクレアパンや手作りあんドーナツが、昼食として子どもたちに出されているのです。

では、食パン、ジャム、サラダ、ベーコン、ソーセージ、スクランブルエッグという典型的な洋朝食の献立で、砂糖の入っていない食品はどれでしょうか？

食パンには？　砂糖の入っていないものはほとんどありません。ジャムには当たり前。サラダはそのまま食べればいいかもしれませんが、上にかけたドレッシングにケチャップやマヨネーズが使われていれば砂糖が入っています。ベーコンやソーセージは砂糖は入っていない？　今度スーパーマーケットやコンビニエンスストアに行ったら、よく「表示」を見てください。砂糖の入っていないものはほとんどありません。スクランブルエッグにケチャップをかけるなら、ケチャップには砂糖が入っている。そもそもスクランブルエッグを作る段階で、砂糖を加えているかもしれませんね。もし、この献立に乳酸菌飲料を添えたら、献立のすべてから砂糖を摂取することになります。

こういう食事には何も触れず、おやつだけに注意を促すことに、何の意味があるのでしょうか。

「甘いおやつは悪」と思うがゆえに、ある歯科医は、子どもたちに「おやつにはスナック菓子やフライドポテトを食べましょうね」と勧めていました。最初聞いたときは冗談かと思いましたが、菓子は砂糖が入ってるからダメ、スナック菓子はしょっぱいから大丈夫、と判断したのでしょうか。ちなみに、最近のスナック菓子に砂糖が入ってないものはほとんどありません。しょっぱい菓子類も、ケーキなどの甘い菓子にどんどん近づいてきている。子どもたちが喜んで食べたがる食品には、たいてい砂糖が入っていると考えた方が良いでしょう。

食事指導抜きの咀嚼の勧め

「よく噛んで食べてください」と咀嚼は積極的に勧めるのに、食事指導をしない。これも、歯科医院でよく見かけるお子さんへの食事指導。咀嚼は唾液の分泌を促し、満腹感を早く得たり、消化を良くしたりと、全身への影響が大きい。それを患者さんに伝えることは大切です。ただし、何を咀嚼するのか？　咀嚼するのは食べ物なのです。

以前、こんなことがありました。高脂血症で食事相談に来られた方の食事内容を見ると、フランスパンとベーコンの組み合わせが目立つ。しかも患者さんは、「ベーコンはカリカリに焼いていています」と言います。歯科医に「よく噛みなさい」と言われて、よく噛む食品がピックアップされた「咀嚼表」なるものを渡されたそうです。その中にあった、固いフランスパンとカリカリベーコンを日常的に食べている。確かにどちらも噛みごたえがある食品ですが、疑問です。歯科医院で指導される前、朝食はご飯を食べていたと言いますから、もしかしたら歯科医院に行くようになってから高脂血症になった可能性もあるのではないかと思いました。

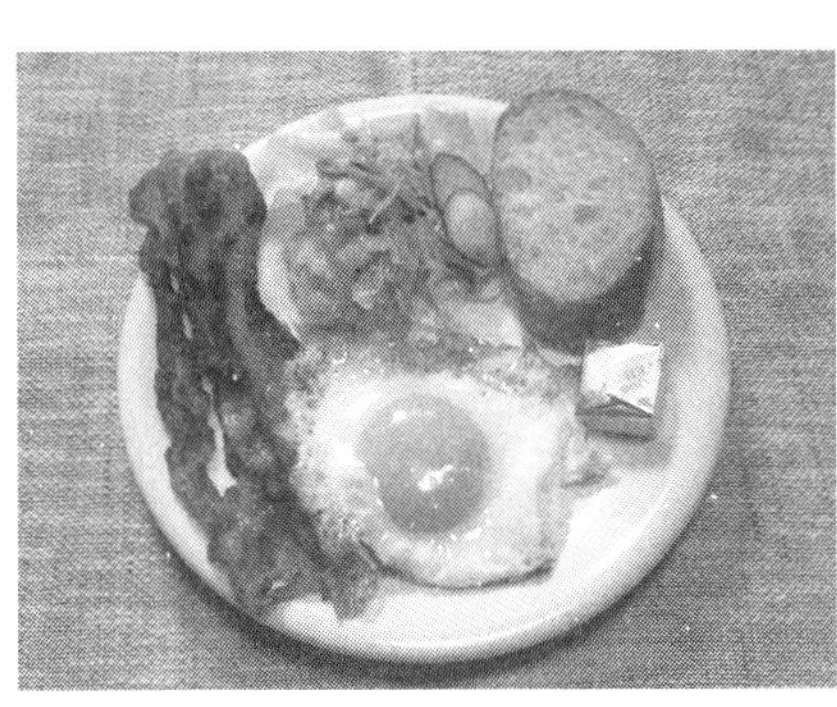

硬いフランスパンとカリカリベーコン

「咀嚼が大事」と歯科医から聞くと、真面目なお母さんがたは「子どもに言い聞かせなくては」と思い込んでしまう。しかし、子どもに「噛みなさい」と言い続けるのは絶対にやってはいけないことです。食事のたびにガミガミ咀嚼について言われるなんて、自分がされたらどうですか？　楽しいはずの食事が苦痛になってしまいます。

「工業製品」を食べるようになった

大人同様、子どものメタボリックシンドロームや肥満が増えています。子どもでも内臓脂肪がたまると、糖尿病のリスクを上げます。子どものときに肥満だった人は、大人になってからの肥満につながりやすく、さらには心筋梗塞や脳卒中といった血管病で死亡するリスクが高いことも報告されています。

食生活の乱れは、当然ながら、歯の健康にも大きな影響を及ぼします。沖縄県で歯科医院を開く「とくだ歯科クリニック」の徳田寿枝先生によれば、歯がボロボロの3歳児、清涼飲料水やプリンが食事の中心で白米さえ硬くて食べられない3歳児など、普通では考えられない、ひどい口腔環境の子どもたちがいるそうです。

なぜ、このような事態が起こっているのでしょうか？　食生活の影響が大きいと、様々な人が指摘していますが、それのどこに問題があるのか？　よく指摘されるのが、食生活の欧米化です。私自身も以前は同じことを指摘してきました。

しかし、最近考えを改めたのです。食生活はたしかに欧米化していますが、欧米人でも昔ながらの食事を守っている人は、健康な心身をずっと維持されているのではないか。問題は、食生活が欧米化したことではなく、原材料の色や形がわからない「工業製品」だらけになったことではないか。

「工業製品」は、工場で生産するわけですから、成分を自由に調整できます。生産者にとっては、「おいしい！」「また食べたい！」と消費者に思わせる食品づくりができ、とても魅力的。ところが私たち食べる側にとっては、「おいしい」と思って毎日食べていたその食品に、砂糖や油が想像以上にたくさん入っている可能性もあるのです。成長過程の子どもたちに長期間にわたって食べさせることに、不安を感じませんか？

典型的な和食の献立として、ご飯、味噌汁、キュウリのぬか漬け、納豆、アジの干物があります。一日で、原材料の色や形がわかるものばかりです。わからないのは味噌汁くらいでしょう。

では、洋食の献立はどうでしょうか？　パン、マーガリン、ハムエッグ、ポテトサラダと並んだ場合、これらの中で原材料がわかるのは、ハムエッグの卵くらい。ポテトサラダも市販品でそろえたとしたら、ほとんどが工場で生産されたものになります。すなわち、「工業製品」です。

「工業製品」が食卓に頻繁に上るようになるにつれ、本来、日本人の食事の中心だった米が食べられなくなってきました。第一章で黒沢先生が指摘されたように、いまや、米の消費量は、かつての半分です。米でお腹を膨らませるのではなく、工業製品で満腹を得る時代になっているのです。

米と工業製品の違いはいくつもありますが、まずは、原材料のシンプルさです。

米の袋の原材料表示欄には、産地や品種はあっても、基本的に「米」の1表記。餅の「表示」を見ても、「水稲もち米」の1表記。蕎麦なら「蕎麦粉」または「蕎麦粉、小麦」。うどんなら「小麦粉」または「小麦粉、塩」。私たちが昔からずっと食べてきたものは、至極シンプルなんです。

蕎麦やうどんには「半生タイプ」というpH調整剤などが使われているものもありますが、それでも表示欄に並ぶ単語は4～5表記程度です。

食パンの表示

「食パン」はもはや、お菓子か

名称	食パン
原材料名	小麦粉・糖類・マーガリン・パン酵母・食塩・脱脂粉乳・発酵種・植物油脂・乳化剤・イーストフード・V.C・（原材料の一部に大豆を含む）

次に、日本人の伝統的な主食には、砂糖、油はほとんど入っていない。食品添加物も、極めて少ないのです。ところが、食パンをみてください。「無添加」「天然酵母」などをうたう特別なパンは別にして、スーパーで市販されているパンの表示欄には、かなりたくさんの表記が……。食パンは常温で何日放置しても、ふわふわしっとりのままなものが多い。それは一体どうしてなのか、子どもを守るために、いま、考えるべきです。

輸入小麦粉は加工しやすい

主食の工業化が進んでいます。おかずだって工業製品が増えていますが、食事の中心は主食。子どもの健康を守るなら、まずは主食の見直しから始めるべきです。

食パン、菓子パン、サンドイッチ、ハンバーガー、アメリカンドッグ、ホットドッグ、ホットケーキ、ワッフル、ドーナッツ、シリアル、ラーメン、インスタントラーメン、焼きそば、お好みや焼き、たこ焼き……。工業製品化された主食は、数えていったら切りがありません。ところで、これらには共通点があります。原材料が輸入小麦粉であることです。

小麦は穀類の一種ですが、米やそば、トウモロコシなどに比べてタンパク質が多く含まれています。かつ、輸入小麦粉は国産小麦粉よりもタンパク質量が多い。農文協の『おいしくて安全　国産小麦でパンを焼く』によれば、輸入小麦粉のタンパク質量は13・5～14％。国産小麦のハルヒカリ13・3％、ナンブコムギ11・6％、キタカミコムギ9・3％です。

小麦粉のタンパク質の主成分は「グルテン」。グルテンには、チューインガムのように伸び縮みして粘りを持つ性質があります。だから、チューインガムを粉末にしたものが小麦粉の中に入っているとイメージするとわかりやすいかもしれません。チユーインガム（グルテン）が多いほど、小麦粉が伸びたり膨らんだりしやすい。つまり、加工しやすい。輸入小麦粉が日本にたくさん入ってくるようになり、それが加工に適しているため様々な食品が作られるようになった。また、輸入小麦粉は国産小麦粉に比べて非常に安価だということもあります。輸入小麦粉による「工業製品」が日本人に受け入れられ、急激に広まっていった理由の一つはそこにあるように思います。

実は、日本でも小麦は作られています。現在の国産小麦の自給率は約14％で、90％以上がうどんや和菓子の原材料に用いられています。私が住んでいる東京の多摩地区と呼ばれるところは米の生産が難しかった地域ですから、小麦粉が昔からよく食べられてきました。「武蔵野うどん」という名称で、これを売りにしているうどん屋が結構あります。使っているのは、ほとんどの店が国産小麦粉。

ある店に行って食べていたら、頭上で「どんどん」と音がする。なんだと思ったら、足を使ってうどんを打っているんですね。私は自分でもうどんを打つことがありますが、国産小麦粉と違い、タンパク質（グルテン）の含有量が多い輸入小麦粉は伸ばすのが楽です。足など使わなくても打てます。「この『どんどん』という音は、国産小麦を使っている証拠」なんて思いながら、うどんをすすりました。

やはり米の産地には適さない長野では、郷土食の一つに「おやき」があります。まんじゅうのようなもので、中には野沢菜やカボチャ、小豆の餡が入っています。まんじゅうといっても、主食なので、ずっしり重い。国産小麦粉であれば、本当に重い。長野に行った際、知人からこのおやきを10個ほどもらったことがあります。持った瞬間「ああ、国産の小麦粉だ」とわかりました。

だから、長野に行ったらぜひおやきを買ってみてください。ずっしり重ければ、国産小麦。いわゆる、肉まん、あんまんのようにフワフワ軽ければ、輸入小麦粉の可能性が高いでしょう。

パンはシンプルだった

米の消費量が減り、替わりにパン食が増えています。最近のパンは工業製品になっ

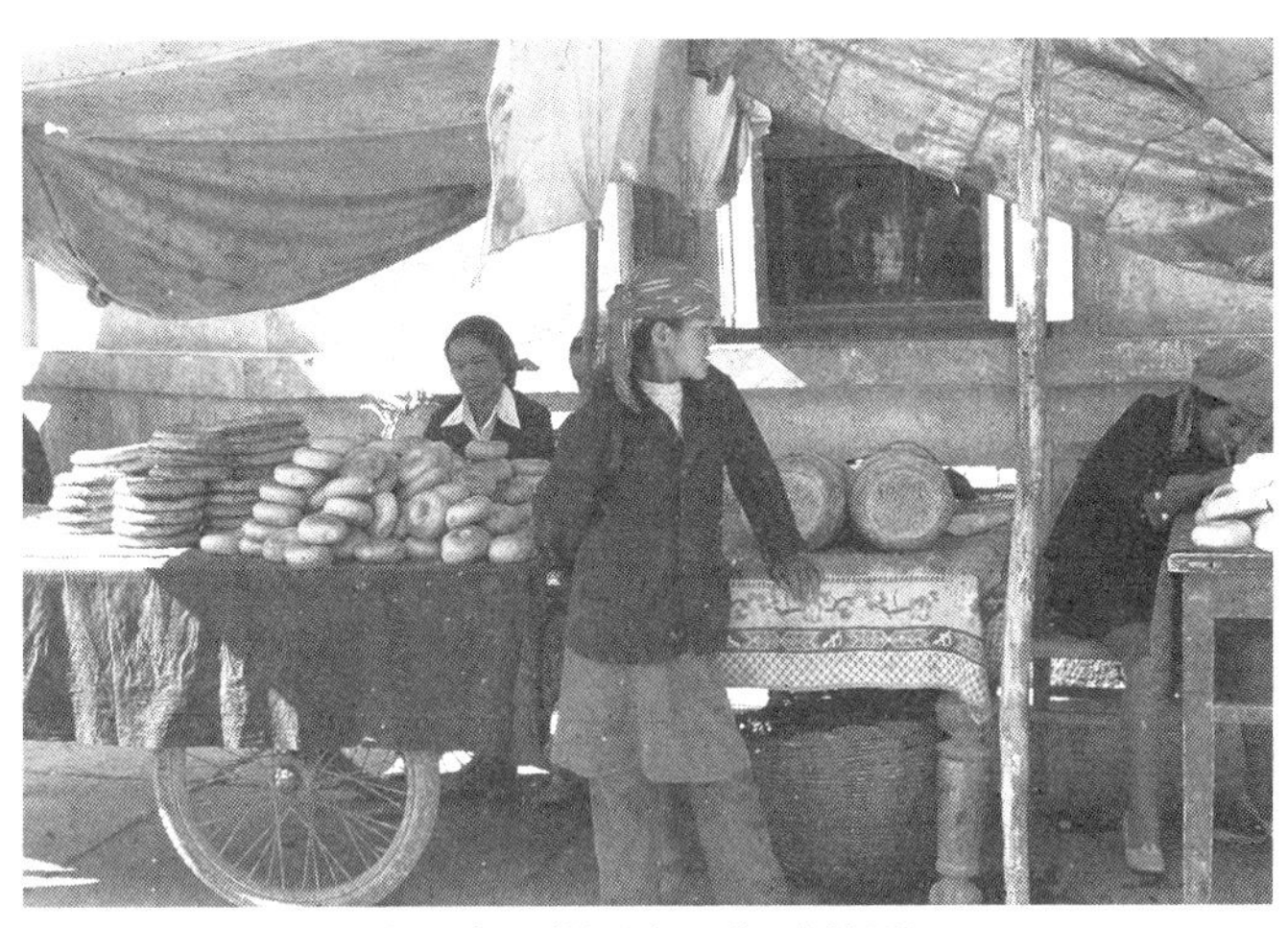

無糖、無油脂、無発酵のパン（新疆ウイグル自治区）

てしまいましたが、もともとは、パンは砂糖、油を使わず、イースト菌も使っていない。

パンといえば、印象的だったのは、シルクロードの最奥地新疆ウイグル自治区で見たパンです。「ナン」と呼ばれ、小麦粉に水を入れ、練って焼くだけ。焼いてから少し時間が経つと、カチンカチンになります。だからイメージとしては、皿です。上に肉だの野菜だのの料理を乗せる。料理には水分があるでしょう？　食べてるうちに、ナンが柔らかくなってちょうどよくなる。

ここからは私の想像ですが、パンが主食の人々は、かつてナンのような、シンプル極まりない作り方のパンを食べていたのではないでしょうか。

　ところがある時、干しブドウを加えたら甘くておいしいだろうと考えた人がいて、練った小麦粉の塊に入れてみた。暖かい日に作ってそのまま置いておいたら、小麦粉の塊が膨らんで大きくなっていた。昔から自宅でブドウ酒を作る家庭は少なくありませんでした。ブドウは酵母が多いため、比較的簡単に作れるためです。したがって、丸めた小麦粉に入れた干しブドウの酵母によって発酵して、炭酸ガスがパンを膨らませた。

　顕微鏡がなかった時代です。こんなに大きくなっているのを見て何が入ってるんだ、誰か何かしたんじゃないかと思って、最初は捨てたのでしょう。しかし勇気のある人が焼いてみたら、ふんわりしておいしい。それから発酵させたパンを食べるようになった。

　つまりは、主食として食べられていたもともとのパンは、米や餅と同様に、原材料が極めてシンプルだったということです。砂糖も油も、イーストや食品添加物も入っていなかった。

いずれにしても輸入小麦粉は、伸ばしたり膨らましたりするのに向いている。昨日もスーパーへ行って、大手メーカーの食パンを見てきたのですが、触ってみるとふにゃふにゃして、柔らかい。柔らかさの理由は色々ありますが、大きく関係しているのは砂糖ですね。砂糖が入っていないと、時間が経つとぼろぼろになります。包丁で切ると、パン粉がバラバラバラバラバラ落ちる。ですから、日本で今、定着したパンは、主食として食べられていたパンではない、菓子パンなのです。

近年、砂糖の添加がどんどんエスカレートしているように思います。パンに砂糖を入れ出すと、止められない。消費者が「この方がおいしくて食べやすい」と買っていくから、メーカーは減らすどころか砂糖の量を増やしていくのみ。砂糖が入っていないパンもあるでしょうが、流通が圧倒的に少ない。スーパーのパン売り場に行ってみてください。これは主食にすべきパンなのか？　むしろ、お菓子じゃないか？　疑念ばかりが頭に浮かびます。

パンは複雑になった

米や餅の表示欄にある表記は、たったの1つです。ところが、パンの表示欄には表記がずらり並んでいます。ある食パンを見てみると、「小麦粉・糖類・マーガリン・パン酵母・食塩・脱脂粉乳・発酵種・植物油脂・乳化剤・イーストフード・V・C」。食パンだからこれくらいで済んでいますが、菓子パンではもっと表記が増えます。こういった表記がずらずらと並ぶ食品の原材料に必ずといっていいほどあるのは、砂糖と油です。

調理パンの表示欄を見てみましょう。表記が何十個も並んでいるはずです。でも、これでも「キャリーオーバー」という制度によって、表記が随分見えなくなっているのです。本来なら、パンに具材を挟んだ調理パンは、パンはパン、具材は具材、調味料は調味料でそれぞれ表記が必要です。

たとえばポークハムサンドなら、ポークハムひとつとっても、原材料、調味料、添加物など何十表記、パンだけで、また何十表記。全部詳細に書こうと思ったら表示欄の中に収まりきらない。そこで、加工食品は使用したすべての添加物名を記載する必要がありますが、原材料の中に入っていた食品添加物は、いくつかの条件をクリアすれば表示しなくていいという制度ができたのです。

つまり、サンドイッチの製造会社、パンの製造会社、ハムの製造会社、調味料の製造会社がすべて別々であれば、ポークハムサンドのパンの表示はパンだけ、ポークハムの表示はハムだけでいい。パンやポークハムの中に砂糖や食品添加物が入っていても、それを一つ一つ明記しなくてもいい。

何が言いたいのかというと、それだけ、目に見えない形のものを日々、体の中に取り入れているということ。工業製品を日常的に食べていると、「何を食べているか」を把握しているようで、実はまったく把握していないということです。

コンビニのおにぎりで「塩むすび」を見たことがありますか？　本来は、原材料の表記は「米、塩」になる。ところが、「ご飯、塩」と書かれた塩むすびもある。

「米、塩」はおにぎりメーカーが米を買ってきて炊き、塩味をつけおむすびを作っている。「ご飯、塩」は、炊飯業者からご飯を仕入れ、そのご飯でおにぎりメーカーが塩味のおむすびを作っている。だから表記は「米」じゃなくて「ご飯」。ご飯に何かが添加されていても、表記する必要は無いので、もしかしたら、保存性を高めるために何かが入っているかもしれない。私たちは、本当の原材料をはっきりと知ることがとても難しいのです。

カタカナ主食の増加

加工しやすい輸入小麦粉が増えたことで、主食は多様化しました。先ほど挙げた、食パン、菓子パン、サンドイッチ、シリアル、ハンバーガー、アメリカンドッグ、ホットドッグ、ホットケーキ……。多くはカタカナなので、私は「カタカナ主食」と呼んでいます。

体に良さそうなイメージで売り出されているシリアル。このパッケージの表示欄を見てください。「オーツ麦、砂糖、小麦粉、乾燥果実」など、最初の方は読んですぐに食品だと理解できる名前が並んでいますが、途中から「グリセリン、クエン酸鉄Na、酸味料、乳化剤、酸化防止剤、ナイアシン……」。どう作られ、どういう役割で添加されているのか？　見てすぐわかる人はそういないのではないでしょうか。そうなると、私としては「食品」と呼ぶのに抵抗を感じます。

しかし、ここまで取り上げてきたのは、まだなんとなく食品っぽい。これがいまや、「1本で栄養補給」といった、バーやドリンクタイプの栄養食品になっています。大学の食堂や生協で売られ、食事代わりに食べている大学生がいる。栄養成分は加味されていますが、いわば、ただのクッキーです。原材料はすべて輸入小麦粉であり、なんでも入れて加工できる。米粒だと入れられない。その差が、徹底して大きい。これを主食としている大学生が、将来、親になった時、「正しくおいしい食事」を子どもに伝えられるのか、はなはだ疑問です。

カタカナ主食にはマヨケソが合う

増殖するカタカナ主食には、マヨケソが合います。つまり、マヨネーズ、ケチャップ、ソースです。味噌ラーメンのように味噌が合うカタカナ主食もあるにはありますが、王道はカタカナ主食とマヨケソですね。サンドイッチ、ハンバーガー、アメリカンドッグ、ホットドッグは、まさにそう。パン食に合う料理、たとえば卵料理、サラダなどもマヨケソをかけると、子どもたちがより喜ぶでしょう。一方、ご飯の場合は、塩、味噌、醤油の方が相性がいいように思います。

そして、マヨケソは砂糖が含まれていたり、油と一緒に調理することが多い。

かつては、マヨネーズには砂糖は入っていませんでした。ただ、お好み焼き屋さんの業務用マヨネーズには昔から入っていた。自宅でお好み焼きをやって、「うちでやるとお店と違ってあまりおいしくないのよねぇ」とよく言われるのは、一つはマヨネーズソースが違う、砂糖が入っているかいないかが違うと見ています。

ケチャップも、一般に出回っている市販品の原材料の表示を見てみてください。砂糖が入っています。「果糖ぶどう糖液糖」と書かれているのは、主にトウモロコシで作られた砂糖のことです。

ソースにも砂糖が入っています。特に、関西から西の地域は、甘さのレベルがワンランク上、ツーランク上ですね。ソースに限らず、練り製品や醤油さえも甘いと感じます。

ソースとケチャップには、普通は油は入っていません。ただ、ソースやケチャップを使った料理には、油を使うものが多い。屋台の定番料理の焼きそばは、油で麺を炒め、ソースを加え、マヨネーズもたっぷり。コロッケにもソースをドバッと。ナポリタンも皿の上で、油とケチャップが一体化しておいしさを醸し出す。だから子供が好むのです。焼きそばやコロッケやナポリタンの味、というより、ソースやケチャップの味に惹きつけられている。もし、味付けが醤油だったら、そんなには喜ばないかもしれません。

カタカナ主食には清涼飲料水

カタカナ主食にはまた、清涼飲料水が合います。ドーナツに味噌汁やお吸い物を合わせる人は少ないでしょう。大人ならコーヒーや紅茶を選択するかもしれませんが、子どもであればほぼ100％、ジュースや炭酸飲料を合わせたくなります。問題なのは、これらの清涼飲料水には砂糖がたっぷり入っているということです。カタカナ主食で砂糖を取り、飲み物で砂糖を取る。

そして、カタカナ主食はおかずの選択も難しい。副食であるおかずを選ぼうとしても、全部油を使った料理です。パンを主食にした献立を考えてみてください。煮物やお浸し、漬物は、カタカナ主食には合いません。実際、フレンチだのイタリアンだのカフェだので、飲み物を除けば、砂糖や油の使ってない料理がどれほどあるのか。サラダですら、オリーブオイルがたっぷりです。油の種類がどうとかオリーブ油がどうとかじゃなくてもう油攻めです。

カタカナ主食には、旬の野菜を合わせにくい。たとえば根菜の時期に、大根やゴボウ、里芋など、パンとどう合わせますか？　もちろん、プロの手にかかったら別です。旬の野菜を食べましょうと、良く言われますが、それができにくい食習慣になってきている。食卓に季節感がなくなったのは主食が変わったからだと私は考えています。

日本は豊かになったと言われますが、本当にそうでしょうか？　どう考えても私たちが日常的に口にしている食材は減っています。ラーメンだのパスタだのワッフルだのハンバーガーだのドーナツだの、カタカナ主食が増えただけで、ちょっと考えれば、ほとんどが輸入小麦粉と砂糖と油。そして、添加物ですから。野菜の種類、魚の種類も、食卓に上るものは、本当に減っています。

カタカナ主食はだらだら食いになりやすい

ホテルに宿泊すると、朝食はセルフサービスが多くなっていますね。食べている人を観察してみるととても面白いです。パンを食べている人はたいてい、果物やヨーグルト、プチケーキ、アイスクリームといったデザートを食べています。ご飯食の人もデザートに手を出してはいますが、明らかに少ないです。

小学校の高学年、中学生くらいになると、食欲が増進します。男の子も女の子も本当によく食べます。お母さん方の中には「子どもの帰宅後の様子を見ていると、その日の給食がご飯だったか、パンだったか、すぐにわかる」と言う方が結構います。パンだった日は、帰宅するとすぐにおやつを欲しがるからだそうです。大人でも、肉体労働をしている人からは「パンでは食った気がしない」「仕事ができない」とよく聞きます。砂糖も油も入っていない、ずっしり重い、食べ応えのあるパンなら腹も膨れるでしょうが、輸入小麦粉に砂糖や油、そして様々な添加物が使われたふわふわのパンでは、空腹を満たすことが難しいのでしょう。

うどんを見てもわかります。加工しづらい国産小麦を足でしっかり踏み込んで作る手打ちうどんは腹持ちが良い。そういう店ではうどんだけを食べている人が圧倒的多数です。

香川のさぬきうどん屋さんを何軒か回った時、うどんと一緒に、天ぷらを2〜3品、稲荷寿司、海苔巻き、ちらし寿司、あるいはおでんを食べている人が多いことに気づいて興味深く思いました。あとで調べると、さぬきうどんの原材料は今、ほとんどが輸入小麦粉。香川の人の中には「うどんは飲むものだ」という人さえいます。それくらい非常に喉越しがいい。タンパク質が多い輸入小麦粉の方が向いているのでしょう。ただ、それゆえにうどんだけで空腹を満たすのは難しいのかな、と思いました。ただし、それが問題だと言ってるわけではありません。輸入小麦で作られた食品は空腹を満たすことが難しく、どうしてもだらだら食いになりやすいという一つの例を紹介しただけです。少なくともうどんそのものには、カタカナ主食とちがって、砂糖や油、食品添加物が入っていないでしょう。

第一章の黒沢先生の話にも共通することですが、カタカナ主食が増え、主食からも砂糖を取るようになる。主食だけでしっかりと空腹を満たせず、間食が増えたり、無意識に清涼飲料水を飲む。こんな生活が習慣化すれば、だらだらと砂糖を取り続けることになります。子どもも大人も、生活習慣病やむし歯など、リスクが高まるのは当然のことでしょう。

食の工業化はドラッグ化

今は、おいしいから売れる、おいしければ売れる、という時代ではありません。食の工業化が進むということは、加工食品業界が自由に成分調整をできるということです。では、何が起こるか?

アメリカの著名なジャーナリストのマイケル・モスが著書『フードトラップ——食

に仕掛けられた至福の罠』（日経ＢＰ社）に載せた一文「砂糖ゼロ脂肪ゼロ売り上げゼロ」。この言葉が加工食品業界の現状のすべてを表しています。あるヒットした清涼飲料水は、子どもたちに甘さの程度を変えて試作品を飲ませ、モニターで脳波を見ながら、どの甘さが快楽中枢を最も刺激するかを調べて、最終的に甘さを決めたそうです。加工食品業界にとって、最も売り上げを安定させるためには、ヘビーユーザーを増やすことが一番です。そのためには、食品を食べることで快楽中枢が刺激され、今日も明日も明後日もと、とりこになって食べてくれる人を増やすべき。技術の発達により、それが可能になり、顕著になってきたということでしょう。

ご飯、蕎麦、サツマイモといった、昔の日本人が食べていた主食は、調理後、口に入る段階では大半が水分です。「ご飯の主成分は糖質」とよく言われますが、ご飯（玄米）は約59・８％が水分で、糖質34・４％、残りにビタミン、ミネラル類などが含まれています。茹でた蕎麦では、水分が72％、糖質が22・１％、残りがビタミン、ミネラル類。サツマイモでは水分66・４％、糖質31・２％、残りビタミン、ミネラル類になります。

食品というのは、栄養素が混在している。それが当たり前です。ところが、白砂糖はほぼ100%糖質です。トウモロコシから作った砂糖、異性化糖は清涼飲料水に入っている甘味料ですが、70%が糖質で30%が水。栄養素はほかに全く含まれていない。薬局の棚に置くべき成分になっています。アメリカなどでは「エンプティー」、からっぽの食品と呼ばれています。

私が怖いと感じているのは、砂糖の増加よりも、異性化糖がどんどん増えていることです。農林水産省の発表によると、昭和55年以降右肩上がりで、平成25年度では、昭和55年度の2倍弱です。もうすぐ砂糖総量の半分くらいに異性化糖がなるのではという指摘もあります。

砂糖は主にサトウキビから作られますが、サトウキビは刈り取ってしばらく置くと糖分がどんどん抜けていってしまう。ところが異性化糖のトウモロコシの場合、その心配がない。しかも、アメリカから非常に安いトウモロコシが輸入されてくるので、製造しやすい。異性化糖はシロップ状なので、消費量が増えている清涼飲料水に対応しやすいのも利点です。また、異性化糖は冷やしても甘さをしっかり感じることができるのも特徴です。

異性化糖は作りやすい、清涼飲料水の消費量は増えている、しかも、砂糖で快楽中枢が刺激されてやめられなくなる人も多い。こうなると、今後はますます一人当たりの清涼飲料水消費量は増えていくと考えられます。

砂糖と油は最強の組み合わせ

学校や塾から帰ったら、いの一番に冷蔵庫を開けるお子さんは少なくないのではないでしょうか？　冷蔵庫に入っているジュースや炭酸飲料水をコップに入れ、ごくごくごくっと飲む。清涼飲料水は無意識にたくさんの量を飲んでいることも多く、摂取量に歯止めをかけにくい。咀嚼しないので、菓子など甘い食べ物以上にたくさん取ってしまいます。しかも、冷たい飲料水は、甘さに飽きがこないので、朝も昼も夜も飲んで、さらに寝る前にもう一杯、なんてことも起こってしまう。

砂糖の問題は、おやつだけで見てはいけないのです。かつては、甘いものを食べるのはおやつの時くらいだったので、間食問題だけを考えればよかった。佃煮や煮豆や煮物など日常的な食事でも多少は甘いものがありますが、口に入る頻度は多くない。食べても、しょせん、ご飯をしっかり食べた上でのこと。

ところが、カタカナ主食が増え、食の工業化が進んだことで、主食もおかずも飲み物も、口に入るものすべてが「砂糖入り」になってしまったのです。下手したら、365日、朝、昼、晩と砂糖を取っている。合間に、だらだらと甘い清涼飲料水を飲めば、事態はもっと深刻です。

そして、油の問題です。脂質が多いクロマグロ（脂身）は水分51・4％、脂質27・5％、その他の栄養成分21％。同じく脂質が多いサーロインは水分57・7％、脂質23・7％、その他18・6％。一方、食用油もラードもショートニングも脂質100％。ラードは豚の脂肪から精製した食用油脂で、ショートニングは植物油を原料とした食用油脂です。砂糖と同様、ほかの栄養成分が入っていない。

砂糖と油は最強の組み合わせです。人間が最もはまる組み合わせといってもいい。

食後に焼きいもは食べにくいですが、砂糖を入れると少しは食べられる。いも羊羹などがそれです。そこにバターを入れると、スイートポテトという菓子になり、さらに食べられる。ここに旨味調味料が加われば、おさつスナックになり、封を開けたら最後、全部食べるまでやめられなくなる。もっと最強なものがケーキです。砂糖とバターやマーガリンの組み合わせだから、「ケーキ食べ放題」が成り立つ。砂糖と油がタッグを組んで向かってきたら、だれも勝てません。

不思議なのは、砂糖あるいは油の単体になると、中毒性を発揮しないことです。いくら甘い物が好きな人でも砂糖そのものを口にしている人はめったにいません。油をなめている人も知りません。

もっともハマる、やめられないパターンは小麦粉やトウモロコシ、ジャガイモなどの精製穀類を主役に、そこに砂糖と油が加わることです。さらに、強力にするのはそこに、精製アミノ酸（うまみ調味料）、精製塩、着色料、香料を一体化させればいい。そうして史上最強の工業製品が出来上がるのですが、何かわかりますか？

それは、スナック菓子です。

大人も子どもも、つまみだしたら止まらないスナック菓子。その理由を知りたくて、私は40品目ほどのスナック菓子を買い、成分を調べてみました。そこで発見したのです。脂質の量を調べると、すべての商品で、全体量の30％くらいになっていました。製造会社が異なる40品目のスナック菓子が、偶然に同じ数字になるなんてことはありえませんから、これは恐らく、そう調整して、作られているんですね。これが中毒化させるベストの数字なのでしょう。工業製品のなせる技です。

脂質30％というのは、どういうものか想像できますか？　総量を１００グラムとして脂質の量を比較すると、サーロインステーキの脂身（輸入牛肉）が23・７グラム、クロマグロのトロが27・５グラム、うなぎが19・３グラム。一方、ポテトチップスは35・３グラム、スナック菓子は33・２グラム。とろけるようなステーキや脂の乗ったトロよりもスナック菓子の方が脂質が多い。ポテトチップスなんて、食後で満腹になっていても、1袋ペロッと食べるお子さんもいます。サーロインステーキやトロだと、「もういいや」となりませんか？　もっとも経済的に途中でやめざるを得なくなるでしょうが。中毒化させる工業製品の威力がいかにすごいものかわかるかと思います。

ある女性は、お酒もたばこもやらないのですが、「ポテトチップス依存症」になってしまいました。毎晩、夫が帰ってくる前にポテトチップスを3袋も5袋もすべて一人で食べてしまう。同じコンビニで毎日買うと顔を覚えられるのが恥ずかしいからと、ある一軒で一袋、別の一軒でもう一袋と、店を変えて買っている。夫が帰ってくる前に食べ終えて、臭いが残らぬよう窓を開けて換気をして、自分をバカバカバカと責めるのだけれど、ポテトチップスを食べるのをやめられないそうです。ここまでくると、アルコールやニコチンの依存症と変わりません。ちがうのは、幼児期にアルコールやニコチンの依存症になる子どもはいないというだけです。

ドラッグフードは大げさか

ドラッグやアルコール、たばこは単品で依存症になる可能性が高い。しかし、「砂糖を舐め続けずにはいられない」「油を飲み続けずにはいられない」といった人はいない

主なドラッグ

ハード	覚せい剤、ＭＤＭＡ、コカイン、 ＬＳＤ、ヘロイン、アヘン、 マリファナ（大麻）
ソフト	アルコール、タバコ、コーヒー、 緑茶、チョコレート
マイルド	スナック菓子、スイーツ、 清涼飲料水、菓子パン、カップ麺、

ないでしょう。食品の依存性は、これまで指摘したように、精製された穀類やいも類に砂糖と油などの「組み合わせ」で起こるため、証明するのは非常に困難です。

いつまで経ってもグレーの状態で、食品の依存性の深刻さが、なかなか周知されません。しかし、覚せい剤やコカイン、大麻がハードドラッグ、アルコール、たばこ、コーヒーなどがソフトドラッグなら、スナック菓子、スイーツ、清涼飲料水、菓子パン、カップ麺はマイルドドラッグだと、私は何十年も前から警鐘を鳴らしてきました。ドラッグである以上、陥らないようにしなければなりません。

しかし、「ドラッグ」といった言葉を使うと、必ずといっていいほど、「大げさだ」「誹謗中傷だ」と反発されます。「エビデンス（検証）はあるのか？　なければドラッグとは言えないのではないか」と。

グレーだろうとエビデンスがなかろうと、子どもの肥満化は進んでおり、小児生活習慣病という、これまでなかった現象が起こっているのは事実です。子どもの肥満、生活習慣病に早く手を打たなくてはならない。肥満から運動嫌いになり、ひきこもりがちになるお子さんもいるでしょう。別の項目で述べましたが、子どもの肥満は「今」だけの問題ではなく、大人になってからの心筋梗塞、脳卒中といった血管病のリスクを上げます。

だから、私はエビデンスが出たときに対策を講じるのでは、もはや手遅れだと考えているのです。子どものときにドラッグフードに囚われたら、そう簡単には逃れられません。肥満や生活習慣病は体を蝕み、ドラッグフードへの依存は心も体も、ひいては社会的にもズタズタになります。また、子どもを持つ親になったとき、その食の嗜好が子どもに受け継がれていくかもしれません。連綿と、清涼飲料水依存、スナック菓子依存が続いていくのです。

長寿日本一からいまや転落し、「短命県」とも呼ばれている沖縄に行ってみてください。地元民で混み合うお店では、非常に甘いアイスティーがヤカンに入って置かれ、飲み放題です。高齢者でもコッテリした味を好み、コーヒーに練乳を入れたり、泡盛にコンデンスミルクを入れて割ったりする人もいるそうです。砂糖と油の工業製品ばかりのファストフード店は、高齢者で大にぎわい。本土に先駆けてファストフード店がオープンした沖縄では、ハンバーガーやフライドポテトが浸透する時期も早かった。子ども時代にその味にハマった人が、高齢になってもその味を求め、足繁く通うのでしょう。

食品が、砂糖と油の組み合わせによってドラッグになることを、多くの人に知って欲しい。特に、子どもを持つ親は、子どもに何を食べさせるかについて、今一度考え直して欲しいです。

世界では近年、注目すべき動きが出ています。2014年5月、国連のテシューダー特別報告書に「高カロリーで栄養バランスの悪いジャンクフードは『地球規模で、たばこより健康上の大きな脅威となっている』と警告、課税などの規制を急ぐことを促す」という内容の文章が掲載されました。

２０１６年10月には、世界保健機構（ＷＨＯ）が世界的に増加傾向のある肥満や糖尿病への対策として、砂糖を多く含む清涼飲料水への課税強化を各国に呼びかけました。たばこと同様、課税により消費を抑える効果があるとしたのです。

今、何をすべきか？

私が小学生の頃は、学校にだるまストーブが置かれていました。だるまストーブをご存じない人のために説明しますと、本体が円筒形になっていて、薪や葉っぱ、石炭を入れて火をつけると、ストーブそのものが高温化し部屋を暖める。ストーブの輻射熱で部屋の壁面、床面、その部屋にいる人間の体まで暖める。私たちのときは、日直当番が朝、早めに登校し、ストーブに火をつける係でした。そうすると、ほかの生徒が登校する頃には教室が暖まっている。これを下手くそな人がやると、燃料がちゃんと燃えず、教室中が煙で真っ白になり、煙が目に染みて授業どころではないときもありました。だるまストーブの傷みも早くなる。

食の問題を考えるとき、いつもこの「不完全燃焼」という言葉が頭に浮かびます。燃料（食品）は十分すぎるほどにあるけれど、完全燃焼できていない。現代の食生活はそれと同じだと思います。食品は充分にあり、原則的に食べられない人はいない。ただし、きちんと完全燃焼されていない。現代型栄養失調の時代と言えると思っています。その結果として、アレルギー疾患やむし歯や肥満、高脂血症などの小児生活習慣病が増加している。

なぜ、不完全燃焼が起こるのか？　その理由を挙げていきたいと思います。

1 燃料の間違い

だるまストーブは薪や葉っぱ、石炭を燃料とします。石油やガスは燃料になりません。これを入れると、火事になったり爆発したりして、だるまストーブが壊れてしまいます。

私たちのエネルギー源も大きく変わりました。米、雑穀、芋類、豆類、魚介類といった農産物から、輸入小麦粉、油、砂糖、食肉加工品、乳製品になり、これらの多くは工業製品です。

三大エネルギー源は、糖質、脂質、タンパク質です。糖質は体の主要なエネルギー源であり、これは穀類、いも類といった「複合炭水化物」から、現代の砂糖や異性化糖という「精製炭水化物」が急激に増えています。

複合炭水化物とは、食後の血糖値を緩やかに上げる炭水化物です。血糖値が食後急激に上昇すると、すい臓からインスリンという物質が分泌され、急激に低下します。これによって空腹を感じ、食べ過ぎを招きます。また、すい臓に負担がかかり、糖尿病のリスクを上げます。だから、血糖値の上昇が緩やかな炭水化物のほうが望ましい。砂糖や異性化糖の精製炭水化物は、食後の血糖値を急上昇させ、肥満につながりやすい炭水化物になります。当然、むし歯の大きな原因になっています。

少し話が横道にそれますが、最近、穀類やいも類、果物、砂糖を食べないという糖質制限食という言葉を耳にすることがあるのではないでしょうか。それらを提唱する人がナンセンスだと思うのは、糖質をひとつにくくって論じているからです。糖質でも、複合炭水化物と精製炭水化物では性質が違う。穀類を取っても、適正量なら肥満になりません。実際にこれまで米や小麦粉、トウモロコシ、いも類などをシンプルな形で食べていた時代には、肥満や糖尿病など極めて少なかったのです。そこに、これまで述べてきたように、砂糖や油などが加わったことで問題が起きてきたのです。

三大エネルギー源の2つめ、脂質も、工業製品が食卓に増えるにつれ、変化しました。魚介類、豆類、種実類、肉類といった複合脂質から、食用油、マーガリン、ショートニング、ラードなどの精製脂質へと。複合脂質とは、脳や神経、肝臓などに多く、細胞の膜組織や神経組織などを作る脂質として重要な役割を担っているものです。それに対し、精製脂質というのは、要は、脂質そのもの。ゼロにすることは簡単ではありませんが、あえて取る必要がないものですね。

三大エネルギー源の3つめ、タンパク質が変化したことも言うまでもありません。豆、大豆製品、魚介類から、肉類、食肉加工品、乳製品、そして旨味調味料へと。旨味調味料はアミノ酸でできていますから、タンパク源の一種になります。

2　空気不足

だるまストーブは、燃料があっても空気が不足すると燃えません。人間でいうと、ビタミン、ミネラルといった微量栄養素不足。食べたものをエネルギー源としてうまく活用できず、不完全燃焼になるのです。

「野菜を食べていないから、ビタミン、ミネラルが不足する」

そう考える人がかなりいるのですが、そんなことは小さな問題。野菜の摂取量は減っており、もっと摂取したほうがいいことは事実です。しかし、「酸素不足」という観点からすると、食の工業化のほうを憂うべきです。精製糖質、精製脂質、精製アミノ酸、精製穀類（白米、白いパン、白いうどんなど）、精製塩と、すべて製造過程で微量栄養素が捨てられています。

3 煙突の詰まりと汚れ

だるまストーブの煙突が詰まっていたら、燃料を入れても、酸素を入れても、不完全燃焼を起こします。

私たちの現代の食事は、カタカナ主食になり、穀類やいも類の摂取が減りました。日常的に食物繊維を摂取できていたのに、それが急激に減っています。結果、腸内環境が悪化し、便秘に悩む人も増えただけではなく、そのことがさまざまな病気に繋がっていることがわかってきています。

「サラダを積極的に食べるようにしています」

こんな風に言う人がいますが、微量栄養素と同様、野菜不足は大したことではない。つまり、野菜を日常的に取るようにすることで解決できる問題ではないのです。主食を何でとっているか、を重視すべきです。

主食をご飯にすれば、自然と旬の野菜のおかずを取るようになります。相性がいいですから。カタカナ主食にすれば、お供はサラダなどになりがちで、砂糖、油ももれなくついてくる。野菜だけを生のままかじるなら別として、マヨネーズやドレッシングをかけるのであれば、むしろ食べないほうがいいくらいです。マヨネーズやドレッシングには砂糖、油が入っており、食物繊維の補給にならないどころか、余分なものを摂取することになります。

４　燃料の入れ過ぎ

燃料は多ければいいというものではありません。入れすぎると、空気が流れず、火をつけても燃えません。

砂糖と油の組み合わせは、人を中毒化させると言いましたね。ここに旨味調味料が加わると、お腹いっぱいなのについ食べ過ぎてしまう。マヨケソはまさに、砂糖、油、旨味調味料の一体化。砂糖を入れたパンなどフワフワ軟らかく食べやすい食品が増え、それも食べ過ぎにつながっています。そして、これら食べやすい食品は早食いを招くことにもなります。硬くてよく噛まなければならない食品は、早く食べたくても食べられない。

食べた分だけ運動できれば別でしょうが、現実には難しい。世の中便利なグッズであふれ、日常の活動量も減っていますから、食べ過ぎ、そして運動不足で、大人も子供も生活習慣病まっしぐらになるのです。

5 不純物を入れている

カタカナ主食の増加に尽きます。だるまストーブにビニールを入れたら、異臭でひどくなります。それと同じことです。カタカナ主食はすべて工業製品。それを通して食品添加物など「不純物」を身体に取り入れる生活をしていたら、健康を害してもおかしくありません。

化学物質は増加しています。農薬、ポストハーベスト農薬、食品添加物、放射性物質、抗生物質、ホルモン剤、合成洗剤……。思っている以上に身近なものもあるでしょう。私たちが食べているものの多くが工業製品で占められるようになり、知らないうちに不純物を体内に入れている可能性も大いにあります。子どもが好きなフランクフルトソーセージの原材料の表示をみてください。豚肉、鶏肉、豚脂肪、糖類（水あめ、ぶどう糖、砂糖）、結着材料（植物性たん白、でん粉、卵たん白）、食塩、脱脂粉乳、香辛料、リン酸塩（Na）、調味料（アミノ酸等）、酸化防止剤（ビタミンC）、保存料（ソルビン酸）、ｐＨ調整剤、発色剤（亜硝酸Na）、コチニール色素。化学物質のかたまり、ですね。

ただし、私は、「無添加のものを食べましょう、子どもに食べさせましょう」と言っているわけでは決してありません。そこを誤解しないでほしいのです。私がみなさんに伝えたいのは「食生活を見直しましょう」ということなのです。

「食の安全」という言葉が頻繁に使われます。食の流通団体、食の評論家たちは、こぞって「食の安全の大切さ」を強調します。でも、日頃買い物をしているお母さんがたはよくご存知でしょう。無添加の食品は、育ち盛りの子どもを抱える一般家庭が日常的に食べるには、ちょっと値段が高いですよね。無添加、無農薬の食品を子どもたちに食べさせたくても、経済的には難しい。だから諦めるしかない。食品にフォーカスをあてすぎると、経済的な問題が壁になってくるのです。

そして、もうひとつ。経済的な問題をクリアできたとして、天然酵母のパン、低温殺菌の牛乳、無添加のジャム、乳酸菌発酵のバター、有精卵のオムレツ、無添加のソーセージやハムといった献立が、健康にいいといえるのか？　間違いなく「油攻め」です。「安全洋食」と呼ぶべきでしょう。

ご飯、味噌汁を基本とした食生活にすることに経済的な問題は生じません。食生活は誰でも見直せるのです。食品を見直すには、買い物の手間、経済的な問題も生じます。食生活を見直した上で、サイフと相談して食品も見直すのが順番です。

6 石炭が「粉」になった

だるまストーブに使う燃料が石炭の塊から粉に変わると、火はつきやすいものの、すぐに燃え尽きてしまいます。この例えで伝えたいのは、「あまりにも軟らかい食品が増えすぎている」ということです。

歯科の先生方は、咀嚼の重要性をみなさんよく言うのですが、軟らかい食品が増えて、咀嚼する必要性がなくなってきているというのが実情なのです。噛まなくなったのではなく、噛む必要がなくなっている。

マヨケソ料理は、あまり咀嚼しない。口に入れた瞬間味がはっきりわかるもの、濃い味付けのものはあまり噛まないんです。お好み焼きや焼きそばをよく噛みますか？　すぐに美味しさがわかるので、あとはゴックンって飲み込みませんか？　魚の干物は、噛みしめるほどに味が出てきますから、お好み焼きよりは噛む回数が多いはずです。

咀嚼する食生活を考えてほしいのです。黙っていても咀嚼する食事が理想的です。どんな食事？　それは、親が何にも言わなくても、もぐもぐ噛んでしまう食事です。

私が子どもの頃はまさにこれでした。「いつまでも噛んでんじゃないわよ！」と親によく言われました。ご飯にタクワンのおかず、おやつは干し芋、といった食生活でしたから、噛まずにはいられない。

朝食のパンをご飯に変えたら、「噛みなさい」なんて言わなくても、子どもの噛む回数は増えます。おやつをプリンからせんべいに変えたら、やっぱり噛む回数は増えます。お子さんのいる親に対して、「30回咀嚼させましょう」などと言う歯科関係者もいますが、とんでもないことです。黙っていても咀嚼する食生活を見直しましょう。それは、お子さんの全身（心）にとっても大切なことになります。

食生活の問題点は６つ

まとめると、現代の食生活の問題点は以下の６つになります。

（１）エネルギー源の変化
（２）微量栄養素の欠乏
（３）食物繊維の不足
（４）食べ過ぎ

（５）化学物質の増加
（６）軟らかい食品の増加

このうち最大の問題点は、（１）です。米、雑穀、いも類、豆類、魚介類から、輸入小麦粉、油、砂糖、肉（食肉加工品）、牛乳（乳製品）といった工業製品へ変わったことが、微量栄養素や食物繊維の摂取量を激減させ、食べ過ぎを招き、化学物質の摂取量を増やし、軟らかい食品を日常的に食べるようになった。黒沢先生が指摘する、だらだら食いも同じことです。

ここからは、親御さんに送る具体的な提案です。

子どもは食事を見直すことは難しくない

お子さんの食事で苦労している方が少なくありません。「好き嫌いが多い」「偏食で困っている」「ムラ食い」「よく噛まない」など様々な声があります。

しかし、本当にそれらは悩むべき困ったことなのでしょうか。どう考えても、困った食事、難しいというのは大人の食事の方です。お子さんの食事を見直すことは難しくありません。

よく考えてみれば、主婦の皆さんはわかっているはずなのです。たとえば、ご主人から「今晩は外で食事をして帰るからいらない」と連絡が入ることもあると思います。仮にお子さんが3、4歳だったら、心の中で「しめた。じゃ、今晩は簡単にしてしまおう」と考えたことがあるはずです。3、4歳のお子さんなら、昨日と同じ献立であっても不満はもたないのです。夕方、スーパーマーケットに行くと「今晩のおかずは何にしようか」と悩んでいる主婦の方も少なくありません。それは何に悩んでいるのでしょうか？　誰の食事に頭を悩ませているのでしょうか？　よくよく考えてみてください。3、4歳のお子さんの食事ではないはずです。ご本人、あるいはご主人の食事についてではないでしょうか？　ご主人がアルコールを好む場合などは、お酒のつまみまで考えなければなりません。「昨日と同じでは文句を言われそう」と考えることもあるでしょう。

面倒で手間がかかり、お金がかかるのは大人の食事の方なのです。なぜなのか？　大人は、食に「楽しみ」も求めるからです。楽しみたいから、変化が必要になります。子どもは、生きるために食事をします。ほとんどの動物は、一日中、いや一年中、同じ食事をしています。変化などは求めません。幼少期のお子さんはそれらの動物に近い。だから、大人のように食事に変化を求めません。

食事は「量」の問題もあります。子どもの場合、これは簡単です。お茶碗にご飯をよそって出すと、たいてい残すでしょう。半分残す日もあれば、一口だけ残すこともある。それは、体調や運動量などに合わせて、どこまで食べればいいかわかっているからです。「ムラ食い」などと批判することではありません。ところが大人は、体調や運動量とは関係なしにお腹がいっぱいでも完食し、時には過剰に食べてしまいます。

・子どもは、体調と運動量によって日々食べる量がちがう。
・お父さんは、体調や運動量も関係なく、テーブルに並べられたら全部食べ尽くす。

・お母さんは、体調や運動量に関係なく、作った料理は一切残さない。

どちらがまともでしょうか。

「何を食べるか?」「どれだけ食べればいいか?」は、子どもに対してはそう難しくありません。むしろ簡単。難しいのは、大人なのです。

子どもは見ている

食事で最も大切なのは「安全」です。私たち大人は情報や知識で有毒なものを避けています。子どもはそれらがありません。しかし、「子どもがお父さんの焼酎を飲んでしまった」「牛乳と間違えてペンキを飲んでしまった」といった話を耳にすることはめったにありません。

それは、子どもは「勘」を働かせて判断しているからです。特に字も読めない乳幼児がまず最初にすることは「見る」です。中でも「色」に対して敏感です。小さなお子さんの味噌汁を作る時、具材に何を入れるでしょうか？　ジャガイモ、サツマイモ、カボチャ、豆腐などではありませんか？　セリ、小松菜、ワラビなどを入れる人は少ないでしょう。

大きな特徴があります。親は無意識に「子どもが食べてくれるだろう」というものとして、白、赤、黄色、茶色の具材を選んでいます。そして、緑色の具材はあまり選ばない。これは大正解で、植物の多くは未成熟で食べられないうちは緑色。熟して白、赤、黄色、茶色になると食べごろです。緑色のうちはおいしくないだけでなく、お腹を壊す心配だってあります。つまり、赤ちゃんには「緑色は拒否したほうがいい」ということがわかっているのです。本当はほうれん草や小松菜を食べても何の問題もありませんが、小さな胃袋には、それよりもご飯やサツマイモ、ジャガイモなどを優先して食べたほうがいいと、「目」で判断しているのです。

「子どもがピーマンを食べてくれません」

若いお母さんから時折こんな相談を受けます。でも、緑色のものを好まないのは当然のこと。子どもはきちんと見ているのです。そして、ピーマン嫌いのお子さんも、たいていは大人になると、ピーマンたっぷりのチンジャオロースーやピーマンの肉詰めなどを好んで食べるようになりますよ。

子どもはくさいものを嫌う

子どもは緑の野菜を好まない傾向にあります。ただし、緑の野菜の中でも、比較的食べられるものと、絶対に拒否するものとがあるのではないでしょうか？ たとえば、キャベツやキュウリは比較的食べられる。セロリ、パセリ、ピーマン、ねぎは、小さく刻んで調理しても見つけ出して横によける。

子どもたちはにおいの強い食品を嫌います。大人もにおいの強い食品は好き嫌いが分かれます。タバコや焼酎が嫌いな方は「美味しくない」からではなく、「くさい」

からではないでしょうか。なぜならにおいの強い食品には危険なものがあるからです。代表的なのは、腐敗したものですね。私たちはにおいによって、腐敗した食品とそうでない食品を見分けているのです。

「腐敗」と「発酵」という言葉があります。その境目はどこにあるのか非常に微妙です。したがって、発酵食品には、好き嫌いがわかれるものが多い。日本酒や焼酎、納豆やくさやなどがそうですね。茨城県出身の私は納豆が大好物で、毎日のように食べています。私にとって納豆は「発酵食品」ですが、納豆を初めて見た外国人にとっては「腐敗した食品」でしかないでしょう。ついでに言えば、タバコも発酵されています。

子どもたちは、「においの強い食品には危険なものがある」と本能的にわかっているから、無難に、避ける。どうぞ「この子は食わず嫌いなんだから」と責めないで、むしろ、「腐った食品を口にしてしまったら取り返しのつかないことになる」とわかっているお子さんを褒めてあげてください。

苦いものは苦手

子どもは「目」と「鼻」で危険な食品を判断しています。それをクリアすると今度は口に入れるわけですが、そのまま飲み込みはしません。無意識に「味」を見ています。

無条件で好きな味は、甘み。食品の甘さは、体の主要なエネルギーである「炭水化物（糖質）」の存在を教えてくれます。赤ちゃんが母乳を喜んで飲むのも、甘い乳糖が含まれているから。いも類やカボチャを好むのも、炭水化物の甘みがあるからです。

逆に嫌うのは、苦みです。食品が苦い理由のほとんどは、毒を含んでいるからです。子どもはビールを好まない。それは、苦味成分であるホップにルブリンという有毒物質が含まれているから。コーヒーも好みません。カフェインが有毒物質だからです。苦味の強いチョコレートも食べたがりません。テオブロミンという毒が含まれている

子どもの好きな野菜　嫌いな野菜

	好き	嫌い
1	とうもろこし	なす
2	じゃがいも	ピーマン
3	えだまめ	しいたけ
4	さつまいも	水菜
5	きゅうり	オクラ
6	トマト	ニラ
7	ブロッコリー	エリンギ
8	にんじん	ねぎ
9	かぼちゃ	トマト
10	だいこん	アスパラガス

（(株）カゴメ調査　2011年）

からです。好むとしたら、砂糖だらけのミルクチョコレートでしょう。

ただし、ここに挙げた有毒物質は、ごく微量に含まれているだけですので、ただちに害になるわけではありません。ビールやコーヒー、チョコレートを好きな大人は、大いに毒の味を楽しんでください。

そのように考えると、子どもは実に健全です。いえ、健全というより、味覚に鋭いといったほうが適切かもしれません。

食生活の具体的な「提案」　食生活テスト

これから具体的な「提案」をしていきますが、その前に、まず、現在のお子さんの食生活がどうなっているか？　簡単なテストをしてみましょう。次の質問に答えて、計算してみてください。何点になったとしても、気にしないでください。これから、一緒に70点を目指していきましょう。これまで述べてきたように、お子さんの食生活は決して難しくありません。

1.　飲み物は「水・麦茶・ばん茶」にしていますか？

Ａ　はい
Ｂ　いいえ
Ｃ　どちらとも言えない

2. 朝食の主食は「ご飯」ですか？

A　はい
B　いいえ
C　どちらとも言えない

3. おやつは「おにぎり」を中心にしていますか？

A　はい
B　いいえ
C　どちらとも言えない

4. 「スナック菓子」は与えないようにしていますか？

A　はい
B　いいえ
C　どちらとも言えない

5. ご飯以外の主食は「そば・うどん」が多いですか？

A　はい
B　いいえ
C　どちらとも言えない

A×20点
B×0点
C×10点

100〜80点　良い食事になっていると思います。
79〜60点　少しだけ見直しが必要です。
59〜30点　根本から見直すことをおすすめします。
29〜0点　失礼ですが食事になっていません。

70点を目指す子どもの食生活
6つの提案

子どもの健康を守るための食生活として、次の6つの提案をしたいと思います。以下の6つを実践していただけるだけで、70点の食生活が可能だと考えています。これはむし歯予防だけではなく、全身にとって大切なことを提案しています。ただし、先のテストで60点以下になった方は、「難しい」、「面倒」だと感じるかもしれません。その場合は、まず黒沢先生が提案した「むし歯予防3箇条」から始めてみることをお勧めします。そして可能だったら、以下を意識してみてください。

提案その1　外遊びをさせましょう

子どもの食生活は、「何をどれだけ食べるか」より「しっかり遊ばせる」ことが重要です。遊ばせれば、それだけでかなり良い食生活になります。

これは子どもに限ったことではありません。「あなた、犬のポチですか?」と言いたくなる食生活をしている人を見かけることがあります。器に砂糖がたっぷりまぶされたシリアルなるものを入れ、そこに牛乳を入れて食べている人のことです。汗をかいて仕事をしている人なら、「ポチ」のような食事に見えることでしょう。とうてい満足がいかないと思います。

成長期の子どもにとっては、「遊び」が大人以上に大切です。「運動」より「遊び」です。運動は、競技によっては非常に偏った体の使い方になる可能性もあります。その点、遊びは全身の筋肉、そして五感を使います。

鬼ごっこをするとしましょう。鬼になったら隠れている友達を見つけるために「視覚」を働かせます。どこに隠れているか探すには、耳をそばだてることが一番。「聴覚」が求められます。友達を捕まえたら「触覚」も感じるでしょう。その時、友達の汗の匂いを感じるかもしれません。それは「嗅覚」です。遊びは予知できない動きの連続です。さすがに「味覚」を働かせることはないでしょうが、全身と神経を使っています。

しっかり遊べば、お腹も空きます。お腹が空けば、何を食べても美味しく感じます。

手のかかる料理など作る必要がありません。

提案その２　子どものための食事は作るな

手のかかる料理など作る必要がありません、と前項で述べたのは、こんな悩みをよく耳にするからです。

「子どもの食事で悩んでいます」「子どもの食事を考えると憂鬱になります」

なぜ悩む人が多いのでしょうか？　それは、子どもの食事を作ろうとするからでしょう。

昭和28年生まれの私が子どもの頃、子どもの食事を作っている人などいませんでした。作る時間、手間、経済的余裕がなかったといったほうがいいかもしれません。なにしろ、電子レンジ、電気炊飯器、冷蔵庫はなく、スーパーマーケット、コンビニエンスストアももちろんなかったのですから。経済的余裕もありません。そんな時代、家族の食事を作るのに精一杯で、子どものための食事など作る人はいなかったのです。それは、私の子ども時代に限った話ではありません。大昔からずっとそうだったのです。今、子育て中のお母さんたちだけが、子どもの食事を作ろうとして、悩み苦労しているだけの話なのです。

私の母親は、主に財布と手間と相談して食事を作っていました。春先になると、おかずはアクの強い山菜だらけということも。その中には、子どもが食べられるおかずがほとんどありません。そんな時は、納豆、佃煮、のり、漬物、味噌汁でご飯を食べていました。それで健康上、何の問題もなかったのです。

もし、「子どもが食べてくれること」を第一に考えて食事を作ったらどうなるでしょうか？　それは、「お子様ランチ」です。お子様ランチは、子どもの大好きなものばかり。全ての料理に砂糖と油を使っています。

飲食店でお子様ランチを食べることに文句を言う気はありません。「ハレの日」としてなら問題ないでしょう。ただし、「ケの日」である普段の生活の食事が「お子様ランチ化」するのは危険です。それが、子どものむし歯や肥満、生活習慣病の大きな要因になっているのです。

今日から子どもの顔を見て食事を作ることはやめましょう。作らなければ、悩むこともなくなります。

提案その3　飲み物は「水」「麦茶」「ばん茶」

私が子どもの頃は、飲み物は、水、麦茶、ばん茶でした。それしかなかったから、意識せずに、水、麦茶、ばん茶を飲んでいました。

ところが今は、スーパーマーケットやコンビニに行くと、膨大な種類、数の清涼飲料水が売られています。その多くは自動販売機でも扱われています。全国どこに行っても自動販売機を見かけますから、１日に何人の人がどれだけの量を消費しているのだろうと思います。

現代の食生活の最大の問題は、この清涼飲料水にあります。喉が渇いたからと、カロリーのある飲み物を飲めば、中途半端に空腹が満たされます。そして、規則正しい時間に食事ができなくなる。変な時間に空腹になり、再びお菓子やジュース類を欲するようになります。この悪循環に陥っているお子さんはかなり多いと見ています。

菓子類は「固形物」なので、食べるにはどうしても咀嚼が必要ですから、ある程度のところで「歯止め」がかかるでしょう。ところが清涼飲料水は「液体」なので、いくらでも飲めてしまいます。冷えていると甘さをあまり感じず、飽きることもありません。

スポーツ飲料も普通の清涼飲料水となにも変わりません。塩分が少々含まれているだけに過ぎません。大量の砂糖が入っているため、過剰な糖分摂取になります。

飲み物は水分を補給するものであって、カロリーを取るものではないのです。お子さんの飲み物は、水、麦茶、ばん茶など甘くないものにしましょう。

提案その4　朝ご飯をしっかり食べさせましょう

お子さんには朝食をしっかりと食べさせましょう。特別なものは必要ありません。ご飯と、漬物や佃煮、焼き海苔、煮豆など常備菜、昨夜の残り物の味噌汁があれば十分です。常備菜は、添加物が気になる方には手作りを勧めますが、難しければ、市販品でも構いません。砂糖がたっぷり入った食パン、マーガリンやジャム、ハムエッグ、ドレッシングやマヨネーズをたっぷりかけたサラダといった、油攻めの朝食よりはるかにいい。

私の母親は、朝から料理なんて作っていませんでした。電気炊飯器もなかったのですから、ご飯と味噌汁を用意するだけで精一杯だったはずです。そのほかは、手作りの常備菜。納豆もよく食べていましたね。家庭の朝食はこれでばっちり。お子さんには、朝、しっかりご飯を食べさせてください。

提案その５　子どものおやつは「食事」

よく遊んでいる成長期のお子さんは３回の食事では足らない可能性があります。そのため、3食の「間」に簡単な食事をとる必要があります。文字通り、「間食」です。昔は、午後2時から4時を「八つ刻」と呼んでおり、その時刻に食べることが多かったので、「おやつ」あるいは「おさんじ」と呼ばれるようになりました。

おやつが必要かどうかは、おにぎりを出せばわかります。遊びでしっかり筋肉と五感を使っているお子さんであれば、食らいつきます。テレビやテレビゲームばかりしていたら、空腹にならないこともあります。「おにぎりはいらない。お菓子がいい」と言うようなら、本当におやつが必要かどうか、考えたほうがいいでしょう。

私は全国の保育園の給食のアドバイスをしています。ほとんどの保育園のおやつは「おにぎり」です。よく遊んでいる子どもは喜んで食べます。ところが、時々、保育士さんや園長から「おやつが毎日おにぎりではかわいそうだ」といった意見が出ることがあります。

これは、大人だから「かわいそう」と思うのです。みなさんも、友人の家にお邪魔して、大きなおにぎりをお茶と一緒に出されたら、泣きたい気持ちになるでしょう。大人のおやつは、成長のためではありません。心の栄養です。一方、子どものおやつ

子どものおやつは４回目の「食事」

おすすめ	おにぎり、水、麦茶、ほうじ茶
	もち、うどん、そば、さつまいも、じゃがいも、トウモロコシ
ややおすすめ	せんべい（塩味、しょうゆ味） 栗、甘栗、くるみ、いり豆、ぎんなん、松の実、じゃこ
たまには	季節のくだもの、ドライフルーツ、緑茶
まれにしましょう	和菓子（まんじゅう、だんご）、アメ、ガムなど
特別な日のお楽しみ	洋菓子（ケーキ、クッキー、アイスクリームなど）、せんべい（揚げ）、牛乳
買わないようにしましょう	スナック菓子、清涼飲料水、炭酸飲料水、乳酸菌飲料、スポーツ飲料

は「上」に成長するため。そこを混同してはいけません。

子どものおやつには、簡単な食事を。おにぎりがベストでしょう。お母さんのおやつは「横」に成長するためのものなので、くれぐれもご注意を。

提案その6　カタカナ主食は日曜日に

「これまでとは違うタイプの肥満のお子さんがいませんか？」

保育園や幼稚園の先生に質問すると、ほとんどの先生が「2人います」「3人います」と即答します。「どのようなタイプ？」と聞き返されることもありません。おそらく、先生方の脳裏に瞬時に浮かぶ姿があるのでしょう。

子どもの体型にも生まれつき個性があります。これまでもポッチャリ体型のお子さんはいたはず。でも、私の質問に即答するとは、明らかに違うタイプの肥満なのでしょう。極めてわかりやすくいえば、肥満大国であるアメリカ、メキシコ、オーストラリアの肥満児のような体型の子どもです。

原因として真っ先に考えられるのが、甘いお菓子や清涼飲料水でしょう。ただし、それは「間食」の問題です。間食で甘いものを取るだけなら、「明らかに違うタイプの肥満児」は増えなかったと考えています。

大きな変化は、主食からも砂糖と油を取るようになったこと。最も影響が大きいのは、パンを常食するようになったことです。パン食文化圏の人がもともと食べているパンは、砂糖は入っていませんでした。ところが日本で売られているパンのほとんどに、砂糖が入っているのです。そのパンを変形させたものが、サンドイッチ、菓子パン、ハンバーガー、ホットドッグ、ピザ、ドーナツ、ホットケーキ、ワッフルなどです。

そしてさらなる問題は、パンを食べるときに清涼飲料水を飲むこと。副食に、マヨネーズ、ケチャップ、ソースを使ったものが多くなります。少し前まではマヨネーズに砂糖は入っていませんでしたが、今は入っているものが増えています。ケチャップやソースに砂糖が入っていることは言うまでもありません。これらを常食していれば、砂糖と油漬けになってしまいます。

ただし、カタカナ主食をゼロにするのは、現実的ではないでしょう。だからせめて、お子さんの健康を考えたら、カタカナ主食は、日曜日などの「ハレの日」だけにしましょう。

30％の提案

今紹介した提案1〜6は、お子さんの70％を決めるものです。残りの30％は次の4つの提案になります。

提案その7　副食は季節の野菜、いも類、海草類を中心に

野菜料理は、煮物、和え物、お浸しなど油の少ないものを中心にしましょう。お子さんが食べられない料理になっても気にすることはありません。親が美味しそうに食

べていれば、必ず食べるようになります。

提案その8　動物性食品は魚介類を中心にする

肉や食肉加工品、乳製品などは多くならないようにしましょう。ただし、食事はお子さんだけのものではありませんから、家族で食べやすいものにすればいいでしょう。副食の選択はそれほど難しく考える必要はありません。

提案その9　米は未精製のものを食べたい

可能であれば、米は未精製の「ご飯」を常食したいものです。

一番のお勧めは5分づき米です。栄養素は充分に残っているにもかかわらず、比較的白く、一般の電気炊飯器で炊くことができます。あるいは、玄米、7分づき米や胚芽米などもいいでしょう。いずれにしても、家族全員が食べられるものにしたいものです。

提案その10　食品の安全性にも配慮する

無理のない範囲で、食品添加物、農薬、ポストハーベスト農薬などに配慮したいものです。あくまでも、9番目までを見直してから検討しましょう。これまで述べてきた、「6つ」の提案を意識していただければ、工業製品が少なくなっているので、すでに食品添加物、農薬、ポストハーベスト（収穫後）農薬などは少なくなっています。

以上を踏まえ第三章「実践に役立つQ＆A」を参考に、やれることから始めることをお勧めします。

第3章

実践に役立つQ&A

「甘いお菓子」を食べても、きちんと歯磨きすればいい？

Q：子どもが歯科医院に通院していますが、歯科医師から「甘いものを食べてもいいんですよ。ただし、きちんと歯磨きさせてください」と言われました。どのように考えますか？

A：だらだら食べていると、むし歯になります。だらだら食べるということをしなければ、むし歯にはなりません。「食べたら必ず歯磨き」という習慣を持っている子どもは、歯を磨くことで、食べることをやめることになりますから、むし歯にはなりません。これは「歯を磨くことで歯がきれいになったからむし歯が予防できる」のではなく、「歯を磨くことでだらだら食いが中断されるからむし歯ができなくなる」のです。

甘いものを食べても、決められたおやつの時間の範囲できっぱりと食べることをやめられれば、甘いものを食べてもむし歯にはなりません。「歯を磨くこと」と「甘いものを食べること」は直接の関連はありません。歯を磨くことは悪いことではありませんが、だらだら食べていたら、いくら歯を磨いてもむし歯になってしまいます。甘いものはだらだら食いになりやすいので注意してください。

歯磨きはどの程度すればいい？

Q：むし歯予防のためには、何よりも食生活の見直しが大切なことはわかりました。それでも、歯磨きはしたほうがいいということですが、歯磨きはどの程度すればいいのでしょうか？

A：歯磨きは歯周病の予防には必須です。でも、15歳までの子どもは、遺伝的疾患を持つ場合を除き、深刻な歯周病にはなりません。なので、小学生までの子どもにはむし歯の予防に重点をおいて食生活の見直しを、中学生になったらそれに加えて歯周病対策のためにきちんと歯磨きをさせることをお勧めします。小学生までは、毎日歯を磨くことを習慣づけるだけで充分でしょう。

ただし、例外があります。ひとつは、「空隙歯列弓」と言われるもので、あごが大きくて、歯と歯の間に隙間がある子どもの場合です。歯と歯の間に、食べかすが必ず詰まるので、それは取り除いてあげないと、そこがずっと「食事中」の状態になってしまい、むし歯になってしまいます。もうひとつは、歯列矯正の治療を受けて、歯に器具が装着されている場合です。器具に食べかすが溜まるので、食事をしたら必ず歯磨きをして取り除いてください。

また、大人の場合は歯周病の予防のためにも歯磨きは絶対に必要です。歯科医や歯科衛生士などの専門家からきちんとした指導を受けることをお勧めします。

「定期健診」は受けたほうがいい？

Ｑ：黒沢先生の場合は、職業柄、年に2回はお子さんたちの歯をスタッフの方が診ていたということですが、私たちの子どもの場合も、同じように「定期健診」は受けたほうがいいのでしょうか？

Ａ：小学生にあがるまで、少なくとも3回の健診（1歳半、3歳、就学時）を受けることになっているかと思います。ですが、いずれの場合もX線写真を撮影することはありません。就学前には問題がなくても一度、X線写真を撮影し、永久歯の数がきちんと揃っているかなど、確認しておくことをお勧めします。また、小学校にあがれば、年に１回は口腔の健康診断も受けることになりますが、なにぶん、短時間で多人数の健診となりますので、問題が見つからなくても、できれば、かかりつけの先生にも、年に１回程度は診てもらったほうが安心だと思います。

むし歯は遺伝しますか？

Ｑ：８歳の子どもがいます。夫も私もとてもむし歯で苦労しました。これは体質でしょうか？　子どもにも遺伝しますか？　気をつける点があれば教えて下さい。

Ａ：むし歯と歯周病は、口腔の二大疾患ですが、一般に相反する関係にあります。むし歯になりやすい人は歯周病になりにくく、むし歯になりにくい人は歯周病になりやすい傾向があります。理由として考えられるのは、むし歯菌に対する免疫（抵抗力）が弱い人は口の中にむし歯菌がたくさん繁殖していて、飲食の度に大量の酸を放出するので、歯の表面が溶けてしまいやすく、結果としてむし歯ができやすくなるけれども、その酸で歯周病菌が死んでしまうので歯周病にはなりにくい、という説が有力です。

こうした体質は遺伝することが多いので、両親がむし歯で苦労されたことから推察すると、やはり、お子さんもむし歯菌に対する免疫が弱い体質だと予想されます。ご心配かと思いますので、本書に記したことは、すでにやっていただいているということを前提に、さらにワンランク上のアドバイスをさせていただきます。

先に述べたように、むし歯菌の出す酸によって、むし歯は引き起こされるのですが、唾液には、これを中和する働き（緩衝能）があります。唾液の緩衝能が高いとむし歯菌の出す酸を中和する能力が高く、むし歯はできにくいと言われています。

この緩衝能には生まれつき個人差がありますが、一方で、唾液腺の発育とともに向上していくとも言われています。唾液腺の発育は、おおむね、15歳までで終わりますので、学童期において唾液がたくさん出るような成育環境を整えると、唾液腺が発育し、将来のむし歯予防につながります。

唾液というのは、リラックスするとたくさん分泌されるのですが、緊張状態にあるときは、ほとんど分泌されません。ストレスが高まって「食事がノドを通らない」というような時は、緊張状態が高い時です。

８歳のお子さんがいらっしゃるということですが、ちょうど、唾液腺が発育している最中です。良く噛むと、唾液腺が刺激され、唾液がたくさん出て、結果、唾液腺が発育します。よく噛める食事を意識するようにしてください。それにはご飯、みそ汁を中心とした和食にすることが大切です。

また、テレビや新聞、漫画などを見ながらの食事は、緊張状態になり、唾液の分泌が抑制されてしまいます。食事の時はテレビを消しましょう。テレビゲームをしているときは、緊張状態となり、口の中が乾きます。節度を保つように心がけてください。

むし歯に弱い体質ということで、生活習慣にも気を配るようになり、その結果、体全体が健康になった人もたくさんいます。運が悪いとは思わずに、是非、よい方向に結びつけてください。また、将来的には、歯周病にはなりにくいと思われますので、そういう意味でも、悲観しすぎる必要はありません。

和食は手間がかかりませんか？

Q：ご飯中心の和食がいいと思うのですが、和食は「手間」がかかるため、ついつい朝食はパンになってしまいます。和食の「コツ」のようなものはないでしょうか？

A：つい半世紀前まで、特別な人をのぞけば日本人のほとんどが和食でした。当時は、自動車で買い物に行く主婦もいませんし、スーパーマーケットがない地域もありました。それどころか、電気炊飯器や冷蔵庫も登場したばかりです。経済的にも豊かだったわけではありません。誰もが料理が得意だったとは考えられません。それでも、ほとんどの人が和食だったのですから、お金や手間がかかるものではなかったということです。

「和食」が難しいと考えている方は、ホテルや旅館の料理とかんちがいしているのではないでしょうか。朝から焼き魚があり、野菜の煮物、温泉卵に茶わん蒸し、それにデザートの果物。毎朝こんなことをしていては、手間もかかって大変でしょう。

「飲食店の朝食」を真似ることは考えず、「常備食」を活用してみましょう。かつての日本では、家庭では朝から料理を作ることなどはまれで、ご飯と味噌汁を作り、あとは常備食を並べるのが普通でした。野菜の常備食としては、漬物、佃煮、ふりかけ。海草の常備食には、焼き海苔、佃煮。豆の常備食は、煮豆、納豆、なめ味噌。魚介類の常備食は、佃煮、塩辛、ふりかけなどがあります。ご飯と味噌汁さえ作れば、野菜、海草、豆類、魚介類がそろいます。

「料理」を考える前に、「常備食」を活用することから始めてみたらいかがでしょうか。和食は決して難しいものではありません。

タンパク質不足になりませんか?

Q：ご飯中心の和食では、成長期の子どもの栄養バランスが偏ることはありませんか?　動物性タンパク質が不足しても問題ないでしょうか?

A：本書では動物性食品をとらないことはお勧めしていません。「伝統食」というと、それを「玄米菜食」とかんちがいしている書籍やそのような指導している人たちがいます。中には、肉や魚、卵はおろか、煮干し一匹さえ食べるべきではないと主張している人たちさえいます。それは伝統食ではありません。このような食生活をすれば、タンパク質も不足する可能性があると思います。そのような食生活はお勧めしません。普通に魚介類や卵などを食べていればタンパク質が不足することはありません。

「甘いお菓子」に慣らしてしまいました

Q：3歳の子どもがいます。これまで好き放題、甘い菓子類やジュースを与えてきてしまいました。やめるのは難しいと思うのですが？

A：3歳ですから、まだ買い食いはしないと思います。これから成長に伴い、小遣いも持つようになるでしょう。友人、知人の家でお菓子やジュースを口にすることも増えてくると思います。これから、それらが増えることはあっても減る可能性は少ないでしょう。だがゆえに、今だけがきちんとしてあげられる時期なんだと考えましょう。「砂糖」は覚えてしまったらやめさせることは簡単ではありません。大変でしょうが、根本的に見直すことをお勧めします。甘いお菓子を与えないのはかわいそうなのではなく、好き放題与えられてしまってむし歯や肥満、高脂血症などで苦労するようになってしまったらお子さんがかわいそうだと考えましょう。ただ、砂糖の入ったお菓子類を全部やめさせるのではなく、日曜日とか特別な日には食べさせる。それが現実的かもしれませんね。

どんなパンでもダメですか?

Q：砂糖や添加物をほとんど使っていないパンや、手作りのパンであれば、日常の食生活に取り入れてもよいものでしょうか?

A：パンの常食はお勧めしません。パンそのものの「質」の問題もありますが、パン食の場合はどうしても副食の問題も出てきてしまいます。パンはご飯やめん類などに比べて、水分が少ないのが特徴です。そのため、そのまま口に入れると、パンに唾液が吸われるためバサバサと感じて美味しくありません。そのため、唾液が吸われないように口の中の粘膜を油脂類でコーティングする必要があります。

パンにバター、マーガリンを塗ると美味しく感じるのはそのためです。あるいは、ハムエッグやサラダにマヨネーズ、ドレッシングが合うのも同じことです。どうしても油が多くなってしまいます。

それでもパンを常食したい場合は、無農薬、国産小麦など理想を言えばきりがありませんが、せめて、「無糖、無油脂、無添加」ということになるでしょうか。インターネット時代ですから、比較的入手しやすくなっています。「手作り」する場合も、同じ条件で作りたいですね。それでも、お子さんには稀なお楽しみ程度にしたいですね。

野菜嫌いで困っています

Q：3歳になる娘が野菜を食べないので困っています。どうしたら食べてくれるでしょうか？

A：具体的に何に困っているのでしょうか？　おそらく、何も困った事は起きていないのではないでしょうか。何の問題もなく、お子さんは元気に遊んでいることだと思います。

ただ、大人に比べて野菜を食べないことが気になっているだけではないでしょうか。近所の同年代のお子さんがいる方にも聞いてみてください。３歳くらいだったら、ほとんどのお子さんが野菜を好まないと思います。それが普通だからです。それに比べて、ご飯やそば、うどん、パン、さつまいも、ジャガイモなどが食べられないお子さんがいないことに気付くことでしょう。

食事をする最大の目的は空腹を満たすことです。私たちは、お腹が空いたから食事をします。だから、空腹を満たせる、ご飯や麺類、イモ類を好んでいます。逆に、ほうれん草やレタス、キャベツばかり食べて、ご飯や麺類を食べなかったら空腹を満たすことはできません。空腹が満たされなければ、困ることになります。

お子さんはそれがわかっているから、ご飯や麺類、イモ類を優先的に食べます。空腹を満たすことが難しい野菜類は、もう少し胃袋が大きくなったら食べればいいとわかっているからです。したがって、野菜の中でも、比較的空腹を満たすことができるかぼちゃは食べるのではないでしょうか。同じ野菜の中でも、こごみ、のびる、わさびの葉や茎、うど、大葉など熱量の低い野菜は好みません。

野菜を無理して食べさせることはありません。あまり無理強いすると、「叱られる」イメージがついてしまって、大人になっても食べられなくなってしまう可能性もあります。3歳の娘さんが野菜を食べないのは、何の問題もありません。

お茶を飲んでくれません

Q：5歳の子どもですが、どうしてもお茶を飲んでくれません。どうしたら飲むようになるでしょうか？

A：どのようなお茶をお子さんに飲ませようとしているのでしょうか？　そこが問題です。もし、緑茶を飲まなくて困っているのだとすれば、好まないのは普通のことです。無理して飲ませる必要はありません。

私たちは、「茶色の靴」、「茶色のカバン」という言葉を使うことがあります。お茶の色の靴やカバンという意味で使っているはずです。その際の、靴やカバンは緑色ではなく、茶色ではないでしょうか？　文字通り、お茶は「茶色」だからお茶と言います。「日常茶飯事」という言葉があります。「飯」を食べたら、「お茶」を飲む「事」という字ですが、まさに、ご飯を食べたら茶色のお茶を飲むのがあたり前だという意味です。

これらの言葉通り、子どもからお年寄りまで、茶色のお茶を飲んできました。緑茶は特別なときに飲むものでした。わかりやすく言えば、「緑茶」は緑色のみかんやイチゴだと考えればいいでしょう。未成熟ですから、あまり香りもありません。もしかしたら、苦かったり、渋いかもしれません。それと同じことです。緑茶は、カフェインやタンニンなどが多いため、苦いのが特徴です。カフェインは有毒物質の一種です。大量に取れば健康被害に繋がる可能性もあります。ただし、微量の場合は、それが至福感に繋がることもあります。そのため、緑茶やコーヒーがやめられない大人もいます。実際には、わずかの量しか含まれていないので、それほどの害になるわけではありません。

お子さんは、その苦さがわかるから飲まないのです。お子さんにお茶を飲ませるとしたら、茶色の「ばん茶」を購入することをおすすめします。ばん茶には、カフェインやタンニンはほとんど含まれていないので飲んでくれるはずです。お茶を飲むことを、「一服」と言います。タバコも「一服」です。緑茶は、大人の嗜好品ということですね。

あとがき

私の母は10年ほど前に亡くなりましたが、「近代栄養学」に煽られた典型で、私の子ども時代は、「ご飯は残してもいいから、おかずは食べなさい」が母の口癖でした。「体が小さいと、結婚ができない。身長は170cmないと駄目だ」とか妙な心配をして、「良質なたんぱく質が体をつくる」と信じ込み、牛乳を毎食1本ずつ飲ませ、「ぶら下がり健康器」をどこからか買ってきて、一日15分、私にぶらさがるよう命じ……そんな愛情あふれる母でしたが、結局、私の身長は167cmに留まってしまい、母の理屈によると、結婚はできないはずでしたが、身長150cmの女性をうまいこと見つけ、そして4人の子どもが生まれました。

余談はさておき、この「近代栄養学」というのは、どうも、根拠が怪しいらしいのです。生まれてくる自分の子どもたちが次々とアトピーでしたので、なんだかおかしいとやっと気づき、そして幕内先生に詳しく教えていただきました。

本書にもある通り、結局「近代栄養学」から離れ、「伝統食」に回帰したことで、私も家族も健康を取り戻すことができました。幕内先生との出会いがなかったら、私たち家族はどうなっていたことか、想像するだけでゾッとしてしまいます。

近年、小児のメタボリックシンドロームや、成人の糖尿病がどんどん増えています。砂糖と脂、それに輸入小麦の3点セットが、この状況に拍車をかけています。なんとかしなくてはなりません。

そこで本書は、

「なにを食べるか」

「どう食べるか」

このふたつをテーマとし、むし歯予防を通して健康に近づくことを目的に書かれています。読むだけではなく、是非、実行に移していただくことを願ってやみません。

歯科医師になってちょうど30年が経ちましたが、むし歯予防は当初は試行錯誤の連続で、本書には触れなかったものの、ありとあらゆることを試してみました。結局のところ一番有効だったのは、気づいてしまえば至極簡単なことでした。しかしながら、私が試した他のどんな方法よりも効果があり実用的で、しかも費用がかかりません。それになにより、健康への近道となっています。

節目の年に、本書の出版という形で自分の考えをまとめる機会を得られたのは、大変幸運でした。初めての出版ということで、何もわからぬ私をお導きくださった、共著者の幕内秀夫先生と風濤社の高橋栄様に、この場をお借りいたしまして、お礼を述べたいと思います。

最後になりましたが、歯科学における古典的名著、『食生活と身体の退化』ウェストン・A・プライス著（NPO恒志会発行）の写真使用にあたっては快く快諾いただいた恒志会の皆様、大著を私たちに届けてくださった故片山恒夫先生に感謝を申し上げたいと思います。

黒沢誠人

黒沢誠人（くろさわ・まこと）
1962年埼玉県浦和市（現さいたま市）生まれ。東京医科歯科大学歯学部卒業。勤務医を経て1990年埼玉県熊谷市にくろさわ歯科医院開設。独学ながら、現代歯科医学では予知性が低いとされる臨床テーマに取り組み、驚異的な成果をあげる。むし歯の予防もそのひとつ。4人の子育てを通して、子どものむし歯予防にもっとも効果的なのは食生活習慣の改善であると結論づけた。開業医であるにもかかわらず、母校の歯科医学教育にも深く参画し、主宰するDawson Pankey Study Groupの本部が置かれるくろさわ歯科医院は、所属する若き歯科医たちの研鑽の場となっている。

幕内秀夫（まくうち・ひでお）
1953年茨城県生まれ。東京農業大学農学部卒業。専門学校の講師を勤めるが、山梨県の長寿村棡原と出会い、欧米模倣の栄養教育に疑問を持ち退職。その後、伝統食と健康の研究を行う。帯津三敬病院、松柏堂医院などの医療機関で約30年間、食事相談を行う。現在、フーズ＆ヘルス研究所代表。企業の社員食堂、保育園、幼稚園の給食指導などを行う。通信講座「小児食生活アドバイザー養成講座」、セミナー「歯科医療における小児の食事指導」などを主催。
主な著書、『粗食のすすめ』（新潮文庫）、『じょうぶな子どもを作る基本食』（講談社）、『ドラッグ食』（春秋社）など多数。学校給食と子どもの健康を考える会代表。
フーズ＆ヘルス研究所
http://fandh2.wixsite.com/fandh/blank-cs1v

子どものむし歯予防は食生活がすべて

4人の子どもに歯を磨かせなかった歯科医の話

2017年11月25日初版第1刷発行
2019年 3 月10日初版第3刷発行

著者　黒沢誠人
　　　幕内秀夫
発行者　高橋 栄
発行所　風濤社
〒101-0061 東京都千代田区神田三崎町 1-4-19 スカイビル 2F
Tel. 03-5577-3684　Fax. 03-5577-3685
組版　閏月社
印刷・製本　中央精版印刷

printed in Japan
ISBN978-4-89219-438-2